JN039130

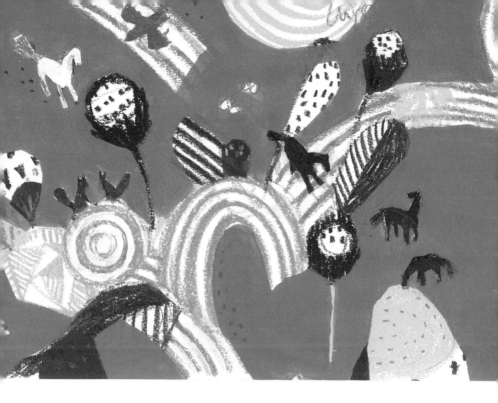

心の健康教育
ハンドブック

こころもからだも健康な生活を送るために

坂野雄二
百々尚美
本谷　亮
〈編著〉

金剛出版

序　文

　厚生労働省が 3 年に一度実施している患者調査によると，平成 11 年まで約 40 万人で推移していた気分障害の患者数は，平成 14 年には約 70 万人と二倍近くまで増加し，その後平成 20 年には 100 万人を超えて，今もその状態が続いている。同調査では，神経症性障害・ストレス関連障害の患者数も約 60 万人で推移していることが示されているが，気分や不安の問題を抱えている人たちが如何に多いかがわかる。子どもたちに目を向けると，文部科学省が令和 2 年 10 月に公表した資料によれば，令和元年度に不登校が理由で小中学校を 30 日以上欠席した児童生徒数は約 18 万人で，過去最多数を更新したという。また，内閣府が平成 30 年度に全国の満 40 歳から満 64 歳までの 3,248 人とその同居者の方を対象として実施した生活状況に関する調査では，ひきこもりの出現率は 1.45％であり，人口に対する推計数は 61.3 万人であったという。

　本書では，その随所に，こうした心身の健康に関するさまざまな基礎資料が紹介されているが，そうした資料を見ると，身体の健康のみならず，こころの健康にかかわるさまざまな問題解決を図ること，そして，こころの健康の維持と増進を図ることが現代社会の大きな課題になっていることがわかる。

　私たちは，こころの問題解決を援助する専門職として，この課題にどのように取り組むことができるのだろう。

　こころの健康が損なわれた時，いち早く回復することができるよう援助することはもちろん大切である。しかし，普段から，こころの健康の維持増進を図る方策を考えることによって，心身の健康にまつわるさまざまな問題が発生することを予防することができるよう啓発・教育活動を行うこともそれ以上に大

切である。ライフスパンにわたって，さまざまな文脈で，心身の機能の発達・変化とこころの健康について適切に理解し，自らが不安や悩み，ストレスやさまざまな情緒的・行動的変化への対処の仕方を理解することのできる力を身に付けることが大切である。心の健康教育は，さまざまな場所で，さまざまな問題を持つさまざまな対象者に対して，さまざまなスタッフによって実施することができる予防的活動であると言える。

　本書は2部から構成されている。第Ⅰ部では，心の健康教育が必要とされる社会的背景を探るとともに，心の健康教育の理論的枠組みがまとめられている。また，第Ⅱ部では，心の健康教育の各論として10のテーマ，対象を取り上げ，心の健康教育の具体的な取り組み方や着眼点がまとめられている。分担執筆頂いた先生方は，いずれも斯界の第一線で活躍されている研究者かつ実践家であり，充実した内容がコンパクトにまとめられている。こころの問題解決とこころの健康の維持増進を援助する専門職を目指す学生さんにとっては心の健康教育の実際を学ぶ格好のテキストブックになると確信している。また，今，現場でこころの健康の維持増進を援助する専門職として日々活躍をされている方々にとっても，ハンドブックとして活用することができるであろう。その結果，多くの人たちのこころの健康に資することができれば，それは執筆者の望外の喜びである。

　最後に，本書を上梓するにあたり，株式会社金剛出版代表取締役 立石正信さん，出版部の弓手正樹さん，編集部の中村奈々さんには大変お世話になりました。心から御礼申し上げます。

2021年6月

坂野雄二

編者　百々尚美

本谷　亮

目　次

第Ⅰ部
心の健康教育ってなに？

第1章

心の健康教育はなぜ必要か？

　心の健康教育はなぜ必要だろうか？　その問に対する答えを考える上で，日本の人口動態統計，疾病統計，ストレス調査，死因統計をはじめとする各種統計データに基づく現状や日本の施策を振り返ってみたい。

Ｉ　人口動態統計，疾病統計に基づく日本の現状

　日本は世界有数の長寿国の一つといわれて久しいが，医療技術・科学技術の目覚しい進歩によって日本の平均寿命は年々延び，2019 年では女性が 87.45 歳，男性が 81.41 歳で，いずれも過去最高を更新している（厚生労働省，2020a）。また，平均寿命とは別に健康寿命という概念がある。健康寿命とは，「ある健康状態で生活することが期待される平均期間」と定義される。そして，平均寿命と健康寿命の差をもって「不健康期間」という（辻，2019）。日本における健康寿命は，厚生労働省（2019）による直近の調査において，男性は 72.14 歳，女性は 74.79 歳であり，平均寿命と比較した場合，男性で約 9 年，女性で約 13 年下回っている。つまり，日本においては平均寿命と健康寿命の間には隔たりがあり，健康寿命の延伸が大きな課題となっている。

　平均寿命に関しては，諸外国と比較した興味深いデータがある。OECD（Organisation for Economic Co-operation and Development: 経済協力開発機構）加盟国の中において，日本は平均寿命では最も高い値を示しているが，主観的健康感（自分の健康状態に対する認識）では「非常に良好」，「良好」とする人口の割合は 35％で，この値は OECD 加盟国の平均の約半分となっている

（OECD, 2017）。このことからも日本においては，単に平均寿命だけではなく，主観的な部分も含めた健康に目を向ける必要がある。

　国民の健康状態や疾病構造を把握するうえで重要な知見をもたらしてくれるものとして「国民生活基礎調査」がある。「国民生活基礎調査」は，国民の生活状況を把握する目的で3年ごとに大規模調査が実施されるもので，世帯構成や所得，世帯員の生活意識，就業，介護状況に加えて，世帯員の健康に関して調査されている。最も新しい2016年の結果（厚生労働省，2017）では，国民全体の約30％が病気や怪我などで自覚症状を訴えており，年齢の上昇とともにその割合は増加し，65歳以上に限っては二人に一人が自覚症状の有訴者となっている。具体的な自覚症状として多い順に，男性では，腰痛，肩こり，咳・痰，鼻づまり・鼻汁，関節痛，女性では，肩こり，腰痛，関節痛，体がだるい，頭痛であり，運動器を中心とする痛みに悩む人が多い。痛みの問題は，骨や筋肉，神経の異常，いわゆる器質的要因による身体症状と捉えられるが，慢性的な痛みを有する患者では，その約85％は原因不明であり，器質的要因と比較し，心理社会的要因の占める割合が大きいといわれている（中井，1996）。つまり，長引く痛みの問題においては，単純に外科的治療や物理療法，薬物療法のみではなく，心理社会的治療の必要性がある。痛みの問題を例として取り上げたが，痛みに限らず，健康を維持，増進する上で心との関係に目を向けることは意義が大きく，健康寿命の増進にも寄与すると考えられる。

Ⅱ　ストレスに関する調査結果に基づく日本の現状

　「国民生活基礎調査」（厚生労働省，2017）では，ストレスに関する調査結果が報告されており，12歳以上の約半数にあたる47.7％が悩みやストレスを「ある」と回答している。年齢階級別では，30〜59歳ではいずれの年齢階級においても50％を超える状態であった。最も多いストレスの原因としては，12〜19歳が「自分の学業・受験・進学」，20〜59歳では「自分の仕事」，60〜69歳は「収入・家計・借金等」，70歳以上は「自分の病気や介護」であった。また，年代を問わず，「人間関係（家族，家族以外）」，「家族の病気や介護」は上位にあがっていた。

　ストレス調査では，厚生労働省による「労働安全衛生調査」が産業領域の実

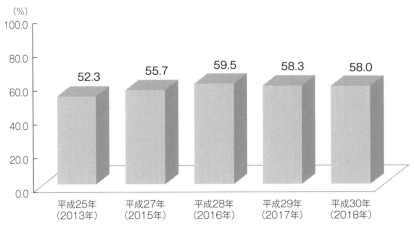

※平成26年（2014年）は調査していない
（厚生労働省，2018aをもとに作成）

**図 1-1　現在の仕事や職業生活に関することで強い不安，悩み，
ストレスとなっていると感じる事柄がある労働者の割合**
（平成 25 年（2013 年）～平成 30 年（2018 年））

　態把握の参考となる。2018 年の調査では，「現在の仕事や職業生活に関することで強いストレスとなっていると感じる事柄がある労働者」の割合は，58.0％であるが，2014 年以降増加傾向にあり，直近 3 年間はほぼ横ばいで推移し，二人に一人以上の労働者が勤務上で何らかの強いストレスを感じていることがわかる（厚生労働省，2018a）（図 1-1）。「労働安全衛生調査」では，単に職務上でのストレスの有無ではなく，"強い"ストレスの有無を聞いている点は押さえておくべきである。すなわち，主観的に"強い"ストレスを感じている労働者が半数以上に上っており，その閾値に達していないストレスを感じている労働者を含めるとその割合は増えることが想像できる。なお，年代別では，30～ 39 歳が 64.4％と最も高いが，20 ～ 29 歳，40 ～ 49 歳，50 ～ 59 歳のいずれにおいても 50％台後半で，年齢に特化した特徴ではない。ストレスの主な内容については，「仕事の質・量」が最も多いが，「仕事の失敗，責任の発生等」，「対人関係（セクハラ・パワハラを含む）」も割合として高い。この傾向は，年代問わずみられるが，性別や職種などによってその順位や程度に差は認められ

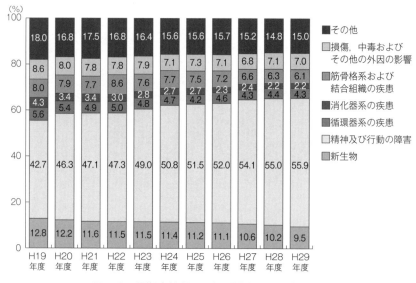

図 1-2　長期病休者　分類別構成比の推移（％）
（財団法人地方公務員安全衛生推進協会，2018）

る（厚生労働省，2018a）。

　厚生労働省による事業所調査報告では，メンタルヘルス不調により連続 1 カ月以上休業又は退職した労働者がいる事業所の割合は，事業所の規模が大きくなるに従って増加し，たとえば 30 〜 49 人規模の事業所では 7.1％であるのに対して，50 〜 99 人規模では 14.6％，100 〜 299 人規模では 37.4％，1000 人以上に至っては実に 91.9％に上っている。当然のことながら規模が拡大するにつれて実際に休業又は退職した労働者の実人数も多くなる傾向にある（厚生労働省，2018b）。2017 年度（平成 29 年度）の地方公務員長期病休者数は 18,961 人であり，2013 年度（平成 25 年度）から 5 年連続で増加している。そして，長期病休の主な疾病としては，第 1 位「精神及び行動の障害」が圧倒的に多くなっており（55.9％），第 2 位以下の身体疾患や外的要因を大きく引き離し（第 2 位「新生物」（9.5％），第 3 位「損傷，中毒及びその他の外因の影響」（7.0％）），その差は年々拡大している（財団法人地方公務員安全衛生推進協会，2018）（図 1-2）。この傾向は，国家公務員にも共通したものとなっている。

　労働者のメンタルヘルス対策については，厚生労働省が 2006 年に指針（「労

働者の心の健康の保持増進のための指針」）を出している通り，セルフケア，ラインによるケア，事業場内産業保健スタッフ等によるケア，事業場外資源によるケアの四つのケアが重視されているが，中でも自分の抱えているストレスの存在や心身の状態に早期に気づき，適切な対応を行うセルフケアの役割は非常に大きい。労働者本人も管理監督者も効果的なセルフケアを実施できるためにも心の健康教育に対する知識は精神保健の専門家以外であっても身につけていることが望ましい。そして，精神保健の専門家は，管理監督者を含めた労働者全員に心の健康教育を正しく普及することが求められる。

Ⅲ 死因統計に基づく日本の現状

死因別の死因順位では，第１位が悪性新生物（全死亡者に占める割合は27.3％），第２位が心疾患（同15.0％），第３位が老衰（同8.8％）（厚生労働省，2020b）と，約3.7人に一人が悪性新生物，いわゆるがんによって亡くなっている。また，死因統計では，上述したように全死亡中の死因割合が論じられることが多いが，健康教育の観点では，年齢階級別にみた死因順位をおさえておくことが重要である。2018年の性・年齢階級別にみた主な死因の構成割合について，図1-3に示す（厚生労働省，2020b）。これをみると，年齢の増加とともに悪性新生物，心疾患，肺炎などの身体疾患や老衰といった身体機能・能力の低下に伴う死亡率が増加していることがわかる。それ以上に注目する点としては，自殺についてである。自殺は，全死亡数における死因順位の上位10位には入っていない（全死亡者に占める割合は1.4％である）が，男性では，15～19歳から40～44歳まで，いずれも第１位であり，同様に，女性でも，10歳～14歳から25歳～29歳までが，死因の第１位が自殺となっている。同年齢階級の死亡者のうち自殺を死因とした者の割合を算出すると，男女あわせた場合，15歳～19歳では約47.7％，20歳～24歳では約50.9％，25歳～29歳では約48.1％とおよそ二人に一人は自殺によって命を落としていることがわかる（表1-1）。以上から，年齢階級別で死因の構成割合をみると，男女いずれにおいても，10代～50代にかけて自殺の割合が目立ち，特に10代後半から30代前半では，自殺リスクが非常に高く深刻であることがわかる。警察庁生活安全局生活安全企画課（2020）によると，自殺の原因・動機は，第１位が健康問

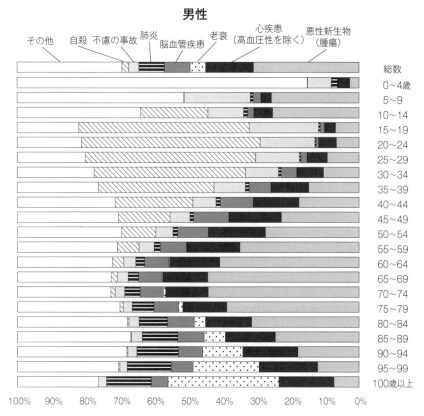

図 1-3　性・年齢階級別にみた主な死因の構成割合（令和元年）**(1/2)**
（厚生労働省，2020b）

題，第 2 位が経済・生活問題，第 3 位が家庭問題となっており，男女とも健康問題が非常に高い割合を示している。自殺の問題では，自殺者数に目がいきがちであるが，年齢階級別での自殺率や自殺の背景要因を理解することが重要であり，健康教育がその予防につながることが期待される。

Ⅳ　健康日本 21

　厚生労働省は，21 世紀における国民の健康増進施策の一つとして「健康日本 21」を掲げている（厚生労働省，2012a）。現在は，2013 年から 10 年間の目

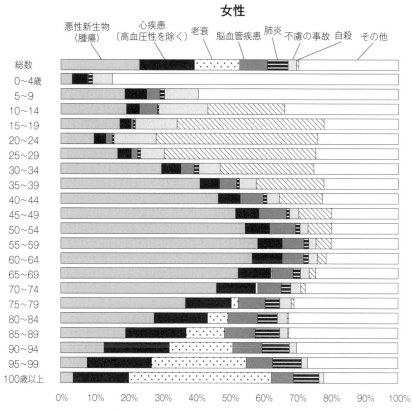

図 1-3　性・年齢階級別にみた主な死因の構成割合（令和元年）（2/2）
（厚生労働省，2020b）

標で実施されている「健康日本 21（第二次）」となっている。「健康日本 21（第二次）」では，本章の冒頭でも触れた健康寿命の延伸と健康格差の縮小を実現することを目指し，以下の項目が挙げられている。

- 「生活習慣病の発症予防と重症化予防の徹底（NCD: Non-Communicable Disease：非感染性疾患）」
- 「社会生活を営むために必要な機能の維持及び向上」
- 「健康を支え，守るための社会環境の整備」
- 「栄養・食生活，身体活動・運動，休養，飲酒，喫煙及び歯・口腔の健康に関する生活習慣及び社会環境の改善」

表 1-1　年齢階級別（10 代〜 50 代）における自殺の死因順位（2019 年）
（厚生労働省，2020b をもとに作成）

年齢階級	総数		男性		女性	
	死因	割合（%）	死因	割合（%）	死因	割合（%）
10 〜 14 歳	第 2 位	21.1	第 2 位	19.9	第 1 位	22.6
15 〜 19 歳	第 1 位	47.7	第 1 位	49.9	第 1 位	43.6
20 〜 24 歳	第 1 位	50.9	第 1 位	52.2	第 1 位	47.7
25 〜 29 歳	第 1 位	48.1	第 1 位	49.8	第 1 位	44.8
30 〜 34 歳	第 1 位	38.5	第 1 位	44.1	第 2 位	27.6
35 〜 39 歳	第 1 位	28.7	第 1 位	33.7	第 2 位	20.0
40 〜 44 歳	第 2 位	19.2	第 1 位	23.0	第 2 位	12.7
45 〜 49 歳	第 2 位	13.0	第 3 位	15.0	第 2 位	9.7
50 〜 54 歳	第 3 位	8.9	第 3 位	10.0	第 4 位	7.0
55 〜 59 歳	第 4 位	5.7	第 4 位	6.4	第 4 位	4.4

割合（%）：同年齢階級の死亡者のうち自殺を死因としたものの割合

　「生活習慣病の発症予防と重症化予防の徹底」では，日本の主要な死因であるがんや循環器疾患への対策，患者数が増加傾向である糖尿病，死因として急速な増加が予測される COPD（慢性閉塞性肺疾患）が含まれ，適切な食事，適度な運動，禁煙など健康に有益な行動変容の促進や社会環境の整備，医療連携体制の推進，特定健康診査・特定保健指導の実施を掲げている。「社会生活を営むために必要な機能の維持及び向上」では，身体の健康に加えて心の健康が挙げられており，自殺者数の減少，重い抑うつや不安の低減，職場の支援環境の充実や子どもの心身の問題への対応の充実を目標としている。また，妊婦や高齢者の健康維持・増進も目標として挙げられている。「健康を支え，守るための社会環境の整備」は，行政機関のみならず，広く国民の健康づくりを支援する企業，民間団体等の積極的な参加協力を得るなど，国民が主体的に行う健康づくりの取り組みを総合的に支援する環境の整備，および地域や世代間の相互扶助など社会全体が相互に支えながら，国民の健康を守る環境の整備を目指す。そして，「栄養・食生活，身体活動・運動，休養，飲酒，喫煙及び歯・口腔の健康に関する生活習慣及び社会環境の改善」では，上述のすべてを実現するための基本要素としての位置づけとして，乳児期から高齢期までのライフステージや性差，社会経済状況等の違いに着目し，違いに基づき区分された対

象集団ごとの特性やニーズ，健康課題の把握，および各々の課題改善に向けた働きかけを行うことを目標としている（厚生労働省，2012a，2012b）。

　健康日本21の特徴としては，各々の項目に対して，具体的な目標を設定している点がある（厚生労働省，2012b）（表1-2）。また，項目の多くは具体的な数値目標を設定しており，取り組みの成果が明確に評価，検証できるようになっている。2022年の目標として，たとえば，健康寿命の延伸では「平均寿命の増加分を上回る健康寿命の増加」とされている。その他の2022年での目標では，適正体重（$18 \leqq BMI \leqq 25$）を維持している者の増加では20〜60歳男性の肥満者の割合が28％（2010年時点で31.2％），睡眠による休養を十分とれていない者の割合の減少として15％（2009年時点で18.4％）などである。メンタルヘルスに関する措置を受けられる職場の割合の増加としては，100％（2010年時点で33.6％）と設定されている（厚生労働省，2012a）。また，自殺者数に関しては2010年時点での人口10万人当たりの割合が23.4％となっており，2016年時点での目標を19.4％と設定していたが，実際には16.8％であったことから，2026年の目標を13.0％以下に再設定する方向で検討された（厚生労働省，2018c）。

　健康日本21で示されているように日本の健康施策の柱の中にもメンタルヘルスの項目が含まれており，健康寿命の延伸と健康格差の縮小のためにも，心の健康に対する取り組みが必須であることがわかる。また，（1）や（4）であげられている生活習慣の維持，改善には食事，運動，服薬，自己測定などのセルフケア（自己管理）行動をいかに実践できるかがきわめて重要であるが，セルフケア行動には心理社会的要因の影響を強く受ける。たとえば，不安や抑うつといった感情，疾患の知識，健康行動に対する認識，セルフエフィカシー（自己効力感），ストレス対処スキル，治療者−患者関係，ソーシャルサポート，行動が生じやすい環境などが要因としてあてはまる。実際，食行動や睡眠習慣の乱れ，飲酒や喫煙をはじめとする嗜好品の摂取はストレス反応としても認められることがある。日本の成人を対象とした調査研究では，自覚的ストレスの高さが体重増加に関連している可能性を示唆したものもある（田尻・吉村，2018）。

　そして，生活習慣の乱れが長期間にわたり，程度も重症化するような場合，糖尿病，肥満症，高血圧などの生活習慣病やアルコール依存症などの深刻な疾

表 1-2　健康日本 21（第二次）の目標項目（厚生労働省，2012b）（1/2）

1　健康寿命の延伸と健康格差の縮小
　　　　①健康寿命の延伸
　　　　②健康格差の縮小
2　主要な生活習慣病の発症予防と重症化予防の徹底
　　（1）がん
　　　　①75 歳未満のがんの年齢調整死亡率の減少
　　　　②がん検診の受診率の向上
　　（2）循環器疾患
　　　　①脳血管疾患・虚血性心疾患の年齢調整死亡率の減少
　　　　②高血圧の改善
　　　　③脂質異常症の減少
　　　　④メタボリックシンドロームの該当者及び予備群の減少
　　　　⑤特定健康診査・特定保健指導の実施率の向上
　　（3）糖尿病
　　　　①合併症（糖尿病腎症による年間新規透析導入患者数）の減少
　　　　②治療継続者の割合の増加
　　　　③血糖コントロール指標におけるコントロール不良者の割合の減少
　　　　④糖尿病有病者の増加の抑制
　　　　⑤メタボリックシンドロームの該当者及び予備群の減少
　　　　⑥特定健康診査・特定保健指導の実施率の向上
　　（4）COPD（慢性閉塞性肺疾患）
　　　　①COPD の認知度の向上
3　社会生活を営むために必要な機能の維持・向上に関する目標
　　（1）こころの健康
　　　　①自殺者の減少
　　　　②気分障害・不安障害に相当する心理的苦痛を感じている者の割合の減少
　　　　③メンタルヘルスに関する措置を受けられる職場の割合の増加
　　　　④小児人口 10 万人当たりの小児科医・児童精神科医師の割合の増加
　　（2）次世代の健康
　　　　①健康な生活習慣（栄養・食生活，運動）を有する子どもの割合の増加
　　　　　　　ア　朝・昼・夕の三食を必ず食べることに気をつけて食事をしている子どもの割合の増加
　　　　　　　イ　運動やスポーツを習慣的にしている子どもの割合の増加
　　　　②適正体重の子どもの増加
　　　　　　　ア　全出生数中の低出生体重児の割合の減少
　　　　　　　イ　肥満傾向にある子どもの割合の減少
　　（3）高齢者の健康
　　　　①介護保険サービス利用者の増加の抑制
　　　　②認知機能低下ハイリスク高齢者の把握率の向上
　　　　③ロコモティブシンドローム（運動器症候群）を認知している国民の割合の増加
　　　　④低栄養傾向の高齢者の割合の増加の抑制
　　　　⑤足腰に痛みのある高齢者の割合の減少
　　　　⑥高齢者の社会参加の促進
4　健康を支え，守るための社会環境の整備
　　　　①地域のつながりの強化
　　　　②健康づくりを目的とした活動に主体的に関わっている国民の割合の増加
　　　　③健康づくりに関する活動に取り組み，自発的に情報発信を行う企業登録数の増加
　　　　④健康づくりに関して身近で専門的な支援・相談が受けられる民間団体の活動拠点数の増加
　　　　⑤健康格差対策に取り組む自治体の増加

表 1-2　健康日本 21（第二次）の目標項目（厚生労働省, 2012b）(2/2)

5　栄養・食生活，身体活動・運動，休養，飲酒，喫煙及び歯・口腔の健康に関する生活習慣及び社会環境の改善に関する目標
　（1）栄養・食生活
　　　　①適正体重を維持している者の増加
　　　　②適切な量と質の食事をとる者の増加
　　　　　　ア　主食・主菜・副菜を組み合わせた食事が 1 日 2 回以上の日がほぼ毎日の者の割合の増加
　　　　　　イ　食塩摂取量の減少
　　　　　　ウ　野菜と果物の摂取量の増加
　　　　③共食の増加（食事を 1 人で食べる子どもの割合の減少）
　　　　④食品中の食塩や脂肪の低減に取り組む食品企業及び飲食店の登録数の増加
　　　　⑤利用者に応じた食事の計画，調理及び栄養の評価，改善を実施している特定給食施設の割合の増加
　（2）身体活動・運動
　　　　①日常生活における歩数の増加
　　　　②運動習慣者の割合の増加
　　　　③住民が運動しやすいまちづくり・環境整備に取り組む自治体数の増加
　（3）休養
　　　　①睡眠による休養を十分とれていない者の割合の減少
　　　　②週労働時間 60 時間以上の雇用者の割合の減少
　（4）飲酒
　　　　①生活習慣病のリスクを高める量を飲酒している者
　　　　②未成年者の飲酒をなくす
　　　　③妊娠中の飲酒をなくす
　（5）喫煙
　　　　①成人の喫煙率の減少
　　　　②未成年者の喫煙をなくす
　　　　③妊娠中の喫煙をなくす
　　　　④受動喫煙（家庭・職場・飲食店・行政機関・医療機関）の機会を有する者の割合の減少
　（6）歯・口腔の健康
　　　　①口腔機能の維持・向上
　　　　②歯の喪失防止
　　　　　　ア　80 歳で 20 歯以上の自分の歯を有する者の割合の増加
　　　　　　イ　60 歳で 24 歯以上の自分の歯を有する者の割合の増加
　　　　　　ウ　40 歳で喪失歯のない者の割合の増加
　　　　③歯周病を有する者の割合の減少
　　　　　　ア　20 歳代における歯肉に炎症所見を有する者の割合の減少
　　　　　　イ　40 歳代における進行した歯周炎を有する者の割合の減少
　　　　　　ウ　60 歳代における進行した歯周炎を有する者の割合の減少
　　　　④乳幼児・学齢期のう蝕のない者の増加
　　　　　　ア　3 歳児でう蝕がない者の割合が 80％以上である都道府県の増加
　　　　　　イ　12 歳児の一人平均う歯数が 1.0 歯未満である都道府県の増加
　　　　⑤過去 1 年間に歯科検診を受診した者の割合の増加

患へと発展するリスクが高まる。2007年〜2017年の10年間の年次推移をみると，20歳以上の肥満者（BMI ≧ 25）の割合は，男性が30%前後，女性では20%前後となっており（厚生労働省，2018d），対策が実施されているものの，現在の日本ではその効果が十分とはいえない結果が続いている。生活習慣は，改善の必要性，および改善に対する適切な知識や方法を知っているだけでは，必ずしも行動変容にはつながらない。また，生活習慣には，食事，運動，睡眠，喫煙，飲酒，休養といった生活様式のみならず，対人関係を含むその人の生き方や価値観をも含んだ行動様式も含まれる（木村，2015）といわれている。以上のことからも，生活習慣の維持や改善に対しても心の健康教育の役割は大きいといえる。

Ⅴ　新オレンジプラン

　日本の認知症患者数は，2012年時点で推計462万人であったが（厚生労働科学研究費補助金　認知症対策総合研究事業，2013），日本の人口構成における高齢化率の増加とあわせて，今後増加すると考えられている。急務となっている認知症対策として，厚生労働省は「認知症施策推進総合戦略（新オレンジプラン）」を2015年に策定した。新オレンジプランでは，認知症の方が住み慣れた地域の良い環境で自分らしく暮らし続けるために必要としていることに応えていくことを旨とし，七つの柱に沿って，施策を総合的に推進していくこととしている（厚生労働省，2018e）。七つの柱とは，①認知症への理解を深めるための普及・啓発の推進，②認知症の容態に応じた適時・適切な医療・介護等の提供，③若年性認知症施策の強化，④認知症の人の介護者への支援，⑤認知症の人を含む高齢者にやさしい地域づくりの推進，⑥認知症の予防法，診断法，治療法，リハビリテーションモデル，介護モデル等の研究開発及びその成果の普及の推進，⑦認知症の人やその家族の視点の重視，である。このプランでは，当事者である認知症本人の視点を重視しており，認知症の人がよりよく生きて行けるよう，地域社会全体で認知症の人と家族を支えていくシステムの構築と機能的な実施を目指している。たとえば，認知症を正しく理解し，偏見をもたず，認知症の人や家族に対して温かい目で見守り，自分なりにできる簡単なことから実践することなどを期待された認知症サポーターの育成がある。また，若年

性認知症の人の居場所づくり，相談窓口の確保，就労・社会参加支援などを目的とした専門のコーディネーターの配置，コールセンターの設置，専用ハンドブック／ガイドブックの作成などが行われている。気軽に日頃の悩みや必要な情報を得ることのできる「認知症カフェ」の創成も提案されており，孤立しがちで大きな負担を抱えることの多い認知症の人の介護者への支援として，全国のさまざまな地域で運営されてきている（小川，2018）。

　超高齢社会である日本においては，認知症の人を含めた高齢者に対する支援や取り組みは，保健医療，福祉，教育をはじめとするさまざまな分野において関係することが少なくない。そして，上述した取り組みでも念頭に置かれているように，高齢福祉の問題においても当事者や家族の心に寄り添い，健康の維持・向上を目指した関わりが求められる。

Ⅵ　まとめ

　本章では，実際の統計データや施策を振り返ることで日本の現状や課題について整理した。健康をテーマとした統計データや関連施策に，身体的な健康と区別なく心の健康が多く扱われていることがわかる。そして，年齢，領域問わず幅広い健康教育が必要とされ，心の健康への理解が求められていた。本章で取り上げた以外にも日本の健康に関する統計データや施策はさまざまある。また，年次的な統計データや国の施策は常にアップデートされるものである。そのため，定期的に情報元から最新の情報を得ることで，オンタイムで掲げられている課題や実施されている対策を把握でき，より良い心の健康教育に関する支援を提供できると考えられる。

　次章以降では，心の健康の定義について改めて考えるとともに，日本における心の健康教育を考える上で必要な基礎理論，および各領域における実践例について解説していく。

（本谷　亮）

文　献

警察庁生活安全局生活安全企画課（2020）．令和元年中における自殺の状況：資料 https://www.npa.go.jp/safetylife/seianki/jisatsu/R02/R01_jisatuno_joukyou.pdf#search=%27E5

%B9%B3%E6%88%90%B1%E5%B9%B4%E4%B8%AD%E3%81%AB%E3%81%A6%E3%81%91%E3%82%8B%E8%87
%AA%E6%AE%BA%E3%81%AE%E7%8A%B6%E6%B3%81%27（2020年8月4日確認）

木村　譲（2015）．肥満・糖尿病（行動医学テキスト　編　日本行動医学会）156-162．中外
　　医学社．東京．

厚生労働省（2012a）．健康日本21（第二次）　国民の健康の増進の総合的な推進を図るため
　　の基本的な方針．https://www.mhlw.go.jp/bunya/kenkou/dl/kenkounippon21_01.pdf（2019
　　年10月29日確認）

厚生労働省（2012b）．健康日本21（第二次）　健康日本21（第二次）の推進に関する参考資
　　料．https://www.mhlw.go.jp/bunya/kenkou/dl/kenkounippon21_02.pdf（2019年10月29
　　日確認）

厚生労働科学研究費補助金　認知症対策総合研究事業（2013）．都市部における認知症有病
　　率と認知症の生活機能障害への対応．平成23年度〜24年度総合研究報告書．

厚生労働省（2017）．平成28年国民生活基礎調査の概況．https://www.mhlw.go.jp/toukei/
　　saikin/hw/k-tyosa/k-tyosa16/dl/16.pdf（2019年10月29日確認）

厚生労働省（2018a）．平成30年労働安全衛生調査（実態調査）結果の概況．労働者調査．
　　https://www.mhlw.go.jp/toukei/list/dl/h30-46-50_kekka-gaiyo02.pdf（2019 年 10 月 29 日
　　確認）

厚生労働省（2018b）．平成30年労働安全衛生調査（実態調査）結果の概況．事業所調査．
　　https://www.mhlw.go.jp/toukei/list/dl/h30-46-50_kekka-gaiyo01.pdf（2019 年 10 月 29 日
　　確認）

厚生労働省（2018c）．地域保健の最近の動向．http://www.phcd.jp/02/soukai/pdf/soukai_
　　2018_tmp03.pdf#search=%27%E5%81%A5%E5%BA%B7%E6%97%A5%E6%9C%AC21+%
　　E7%AC%AC%E4%BA%8C%E6%AC%A1+%E7%9B%AE%E3%A8%99+%E3%87%AA%E3%AE%BA%E8%80%85
　　%E3%81%AE%E6%B8%9B%E5%B0%91+%E5%A4%89%E6%9B%B4+2019%27（2019
　　年10月29日確認）

厚生労働省（2018d）．平成29年国民健康・栄養調査結果の概要．https://www.mhlw.go.jp/
　　content/10904750/000351576.pdf（2019年10月29日確認）

厚生労働省（2018e）．認知症施策推進総合戦略（新オレンジプラン）．https://www.mhlw.
　　go.jp/stf/seisakunitsuite/bunya/0000064084.html（2019年10月29日確認）

厚生労働省（2019）．健康寿命のあり方に関する有識者研究会報告書．https://www.mhlw.
　　go.jp/content/10904750/000495323.pd（2019年10月29日確認）

厚生労働省（2020a）．主な年齢の平均余命．https://www.mhlw.go.jp/toukei/saikin/hw/life/
　　life19/dl/life19-02.pdf（2020年8月4日確認）

厚生労働省（2020b）．令和元年（2019）人口動態統計月報年計（概数）の概況．https://
　　www.mhlw.go.jp/toukei/saikin/hw/jinkou/geppo/nengai19/dl/gaikyouR1.pdf#search=
　　%27%E4%BA%BA%E5%8F%A3%E5%8B%95%E6%85%8B%E7%B5%B1%E8%A8%88%E6%9C%88%E5%A0%B1
　　%E5%B9%B4%E8%A8%88%EF%BC%88E6%A6%82%E6%95%B0%EF%BC%89%E3%8-
　　1% AE% E6% A6%82% E6% B3%81% 27（2020年8月4日確認）

中井吉英（1996）．慢性疼痛とはなにか．日本医事新報，3772，7-12.

OECD（2017）．How's Life? 2017: MEASURING WELL-BEING. Paris: OECD. 2017（西村美由紀．OECD 幸福度白書 4―より良い暮らし指標：生活向上と社会進歩の国際比較―．東京：明石書店．2019：394-395）

小川敬之（2018）．認知症者の集いの場づくり．Medical Rehabilitation, 229, 63-67.

田尻絵里・吉村英一（2018）．自覚的ストレスは体重増加と関連するか―人間ドック受診者を対象とした検討―．厚生の指標，65，7-14.

辻　一郎（2019）．健康寿命の延伸に向けて　定義と概念の整理，そして関連要因．保健師ジャーナル，75，552-558.

財団法人地方公務員安全衛生推進協会（2018）．地方公務員健康状況等の現況（平成 29 年度）の概要．http://www.jalsha.or.jp/wordpress/wp-content/uploads/2019/01/★H30 地方公務員健康状況等の現況の概要　HP.pdf（2019 年 10 月 29 日確認）

第2章

心の健康教育とは

I 健康って何だ？

1. 健康は身体の問題か？

初めに健康にまつわる話題を二つ紹介しよう。

図2-1をご覧いただきたい。平成13年から平成28年にかけての平均寿命と健康寿命の変化を表したものである（内閣府，2018）。調査期間の間，平均寿命と健康寿命はいずれも大きく伸びていることがわかる。また，平成22年から平成28年にかけての健康寿命の延びは，平均寿命の延びを上回っていることがわかる。

日常生活に制限のない期間を指して健康寿命と言う。日常生活動作（ADL：activities of daily living）が自立している期間である。逆に，健康上の問題があり，日常生活に制限があって介護が必要な期間は「不健康な期間」であると言われる。しばしば介護保険制度に基づく介護保健サービスや地域の総合事業などを受ける際の基準である介護度の判断で要介護2（立ち上がる時や歩行等において自力では困難と認められ，排せつや食事に何らかの介助が必要な状況）以上は不健康と定義されることがある。それ以下のケースは，日常生活動作が自立している人と呼ばれている。

そして，平均寿命から健康寿命を差し引いた差は，日常生活に制限がある期間であり，不健康な期間（介護が必要な期間）と考えられる。平成22年で，男性9.13年，女性で12.68年であった。平成25年度から開始された「健康日本21（第二次)」の基本的方向の第一項目では，健康寿命の延伸と健康格差の

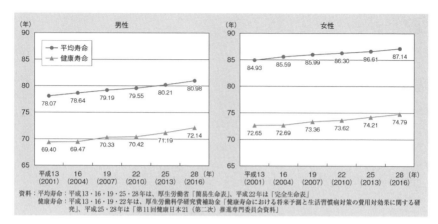

図 2-1　健康寿命と平均寿命の推移（内閣府，2018）

縮小が挙げられており，健康寿命を延伸させることによって，平均寿命との差を短縮し，日常生活に制限のある「不健康な期間」を小さくしようというのである。この差を短縮することができれば，個人の生活の質の低下を防ぐことができると考えるのである（厚生労働省，2014）。

　次に，図 2-2 をご覧いただきたい。

　全国の 55 歳以上の男女 1,998 名を対象とした健康に関する調査である（厚生労働省，2014）。「あなたの現在の健康状態はいかがですか」という質問に対して，「良い」，「まあ良い」，「普通」，「あまり良くない」，「良くない」の五件法で回答を求め，主観的な健康状態を問うている。その結果，全体的には，主観的な健康状態は「良い」「まあ良い」の回答を合計すると 52.3％であった。一方，「良くない」と「あまり良くない」の回答数を合計すると全体では 18.1％であった。

　図 2-2 は年代別に回答の分布を示したものであるが，どの世代もおおよそ半数の人が主観的な健康状態は良いと判断していること，良くないと判断している人は加齢とともに増加していることがわかる。ちなみに，「良い」，「まあ良い」，「普通」と答えた人は，「自分が健康であると自覚している人」であると指摘されている。

　ところで，「健康とはどのような状態ですか？」と問われると，多くの人が「病気にかかっていない状態」を連想するかもしれない。また，美味しく食べるこ

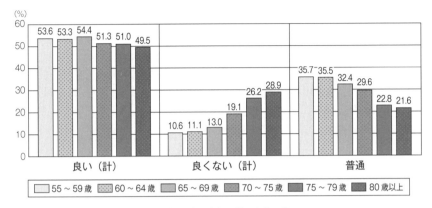

(注 1)「良い（計）」は「良い」と「まあ良い」と回答した者の計
(注 2)「良くない（計）」は「あまり良くない」と「良くない」と回答した者の計

図 2-2　主観的な健康状態（厚生労働省, 2014）

とができて，ぐっすり眠ることができ，そしてお通じがある（快食・快眠・快便）時に健康だと感じるという人も少なくない。実際，平成 26 年度版厚生労働白書（厚生労働省, 2014）によれば，健康状況を判断する際に重視した事がらが何であるかを尋ねたところ，最も多かった回答は「病気がないこと」であり（63.8%），次いで「おいしく飲食できること」（40.6%），「身体が丈夫なこと」（40.3%），「ぐっすりと眠れること」（27.6%）であった。多くの人が，自分が健康かどうかを判断する時，病気，あるいは身体的側面に注目していることがわかる（図 2-3）。

　しかしながら，これらの資料を見る限り，身体的側面に注目し，日常生活動作が自立している，日常生活に制限がない，そして，自分が健康であると自覚しているかどうかというところで健康を論じて十分なのだろうかという疑問が生まれてくる。また，上に紹介した調査では，「健康であること」をどのように理解するかは回答者の判断にゆだねられており，どのような状態が健康であるかを明らかにしているわけではない。

2. 心の健康に目を向ける

　図 2-4 は，厚生労働省が行っていた労働者健康状況調査のうち，「あなたは仕事をしていて強い不安や悩み，ストレスを感じたことがありますか」という

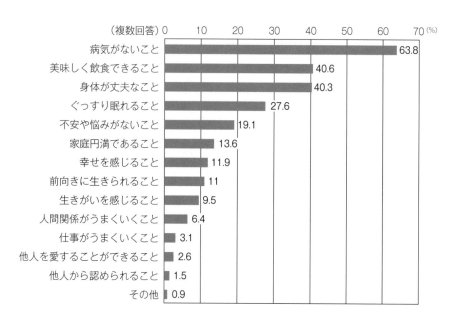

図 2-3　健康状況を判断する際のよりどころ（厚生労働省，2014）

質問に対して「はい」と答えた者の割合を示したものである。これを見ると，
働く人のおよそ三人に一人が，仕事をしていてストレスを感じていることがわ
かる。また，図 2-5 は，厚生労働省が行っている労働安全衛生調査の中で，ど
のような事がらがストレスになっているかを調べたものである。それによれば，
約半数の人が仕事の質・量をストレスと感じ，次いで，仕事の失敗・責任の発生，
セクハラやパワハラを含む職場の対人関係がストレッサーとなっていることが
わかる。一方，中村（2017）によると，中村の所属する機関が平成 27 年 12 月
〜平成 28 年 11 月までの間に，70 社（186 事業所）に勤務する 12,110 名を対
象としたストレスチェックの結果，高ストレスであると判定された者の割合は
13.67％であったという。決して少ない割合ではない。ストレスを受け続けた時，
人にはさまざまなストレス反応が生じる。よく観察される変化としては，不機
嫌／怒り，落ち込み／不安，無力感，人間関係の回避，身体の生理的変化，態
度／行動の変化などがある。
　これらの結果は，多くの働く人にとってストレスが心身の健康を脅かす要因

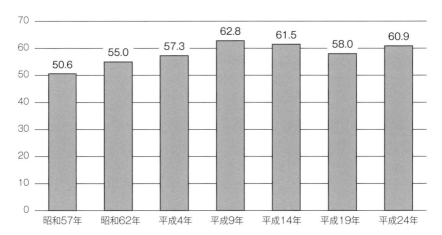

図 2-4　「強い不安，悩み，ストレス」を持つ労働者の割合
（厚生労働省労働者健康状況調査に基づき作成）

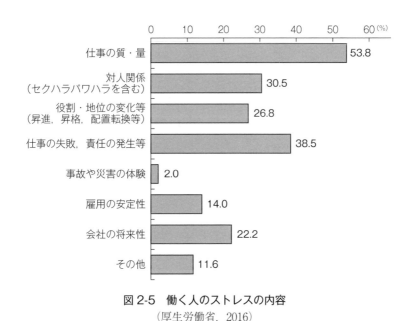

図 2-5　働く人のストレスの内容
（厚生労働省，2016）

になっていることを示している。同時にそれは，健康の問題を単に身体の問題とだけ理解することは不適切であり，心身の両面から，また，その人の社会的機能等を含む多面的な観点から健康の問題を考える必要があることを示唆している。

3. 健康を well-being として理解する

　「健康とは，身体的にも，精神的にも，社会的にも，すべてが満たされた状態（complete well-being）にあることを指し，単に病気でない，虚弱でないということではない」というのが，1946 年に制定された WHO 憲章の中で示されている健康の定義である（1998 年の改定では，「満たされた状態」の中に spiritual な側面が加えられている）。

　この定義を少し詳しく見てみると，健康とは次のような特徴を持っていると考えることができる。

①身体的に良好な状態，つまり，身体の諸機能が良好であり，単に「病気でない状態」や「虚弱でない状態」ではない。身体的に良好な状態は，その結果として，医療費の負担が少ないといった社会的制度という観点からも判断することができる。

②心も良好な状態であり，精神的にも快適だと感じる生活を送ることができている，幸福感や充実感に満たされている状態である。well-being という言葉は，しばしば幸福感とも翻訳されるが，適訳であると言えよう。

③それぞれの人が置かれている社会的文脈や役割の中で，十分な「社会的な生産能力」がある状態である。経済的観点だけではなく，人にはさまざまな社会的機能があるが，それが発揮されている状態である。

④上にあげた状態は，身体的にも精神的にも，ストレスや疾病等に対する抵抗力が強い状態にあると言える。

　ところで，主観的健康感の因子構造を見た報告（相馬，1990）は興味深い。健康な感覚，不健康な感覚がどのような時に生じるかを問うことによって項目を約 200 項目収集し，最終的に 4 因子 40 項目からなる健康感尺度が作成されている。表 2-1 は，四つの因子とそれを構成する項目の例を示したものである。

　主観的健康感の第 1 因子は「心理的安定感」であり，日常生活での充実感，日常生活における心理的な変動に関するものである。第 1 因子は全分散の

表 2-1　主観的健康感の因子と項目例 （相馬，1990）

心理的安定感	くよくよすることはあまりない
	日ごろからあれこれと悩む（R）
	気分がふさぎ込むことはない
	気分は安定している
意欲	積極的に物事に取り組む
	じっとしているのは嫌いな方である
	スポーツを積極的にやる
	人と一緒に仕事をするのが好きである
体調	何となく体調がすぐれないと思うときがよくある（R）
	身体がだるいと思う（R）
	今，自分は健康だと感じる
	疲れやすい（R）
生活行動習慣	自分の生活は不規則である（R）
	食習慣は規則的である
	あまり夜更かしをしない方である
	朝の目覚めはよい方である

（R）は反転項目

50.08 ％を占める主観的健康感の中核となる要素である。第 2 因子は，積極的に物事に取り組んだり，人と一緒に仕事をするのが好きというように，日常生活行動に対する意欲を表している。第 3 因子は，体調がすぐれない，身体のダルさを感じるといった体調に関連する項目，そして第 4 因子が生活習慣に関連する項目である。

　これをみると，健康であると感じるには，日常生活での充実感，安定感が最も大きく寄与していることがわかる。これはまさに WHO 憲章の健康の定義でいう well-being に他ならない。

　また，人生全般にわたるポジティブな心理学的機能は psychological well-being（PWB）と呼ばれているが，それは，

　①自己受容（self-acceptance）：自分自身を肯定する感覚

　②他者との良好な関係（positive relations with others）：信頼できる人間関係を持っているという感覚

　③自律性（autonomy）：自己決定できているという感覚

　④環境を制御する力（environmental mastery）：周囲の環境を制御できているという感覚

⑤人生の目的（purpose in life）：人生に目的を持っているという感覚

⑥人間としての成長（personal growth）：自分が進歩，成長しているという
　感覚

という六つの要因で構成されると指摘されている（Ryff, 1989）PWB の概念も，
私たちの心身の健康状態を示していると考えられる。

　このように，私たちは健康を語る時，単に身体的な状態を考えるのではなく，
心身の両面から，well-being という心理社会的な状態として理解しなければな
らない。

4. 健康行動を理解する

　心身の健康を心理学的に理解するとき，もう一つ忘れてはならない視点がある。

　病気でも虚弱でもない，身体的，精神的，社会的にすべてが良好な状態といっ
ても，それはまだ抽象的な概念である。そうしたすべてが良好な状態が，具体
的にどのような生活行動や振る舞い，価値観，考え方，生活習慣から成り立っ
ているかを心理学的に明らかにすることによって，心身の健康という状態をよ
り具体的に理解することができる。たとえば，上記の相馬の研究のように，健
康を主観的な感覚として理解することは，健康な状態が心理学的にどのような
状態であるのかを具体的に理解する枠組みを与えてくれる。

　また，心身の健康を維持・増進するために必要な振る舞いや考え方，生活態
度やライフスタイルは一般的に健康行動（health behavior）と呼ばれている。
心身の健康を考えるとき，私たちがどのような健康行動を持っているかを具体
的に明らかにすることによって，私たちはそれを日常生活の中でどのように身
につけ，習慣として維持していくかを理解することができる。言い換えるなら
ば，心身の健康の維持増進の方策を考えることができるようになる。健康行動
を明らかにし，その機能を解明することは，重要な心理学的課題であると言え
るだろう。

Ⅱ　心の健康教育の意義

1. 心の健康教育とは

　心の健康を維持増進し，さまざまな問題が発生することを予防するとともに，

もし問題を抱えてしまった時にはその状態から速やかに回復を図ることができ
ることを狙って行われる教育活動を心の健康教育という。その教育目標は，

　　①ライフスパンにわたって，心身の機能の発達・変化とこころの健康につい
　　　て適切に理解する。
　　②ライフスパンにわたって，こころの発達及び不安，悩みへの対処の仕方に
　　　ついて適切に理解する。
　　③ストレスやさまざまな情緒的・行動的変化への対処の仕方に応じて，精神
　　　的，身体的に影響が生じることがあることを適切に理解する。
　　④ストレスやさまざまな情緒的・行動的変化に適切に対処することができる
　　　ようになるとともに，みずから心身の調和を保つことができる。

というところにある。これらの教育目標には具体的課題として，

　　①心の健康はライフスパンにわたって考えなければならない課題であること
　　　を理解する
　　②心身の機能の発達について適切な理解を図る
　　③ストレスや心身の変化に対する対処の仕方について適切な理解を図る
　　④心身の調和を保つことができるようセルフコントロール力を涵養する

という要素が含まれていることがわかる。

2. 心の健康教育は予防である

　心の健康教育は，心が不健康であると言われる状態に陥らないように行われ
る予防的活動であると言える。

　一般的に，予防的活動には，一次予防，二次予防，三次予防という三つのレ
ベルがあると言われている。

　①一次予防

　問題の発生を未然に防ぐ働きかけを一次予防という。身体の健康に関する領
域では，疾患を未然に防ぐために行われる予防接種，心の健康に関する領域で
は，職場で行われるストレスチェック制度が一次予防の例である。心身の不調
がない状態を維持するとともに，問題の発生を予防し，よりよい状態を作る働
きかけであると言える。

　②二次予防

　放置すると解決困難になる可能性のある問題を早期発見し，早期対処・介入

することを二次予防という。身体の健康に関する領域では，疾患を早期発見し早期対処ができるために行われる「人間ドック」や，心の健康に関する領域では，心身の不調をスクリーニング検査で早期発見し治療に結び付ける試みが二次予防にあたる。

③三次予防

心身の重大な不調が生じている状態からの回復や社会復帰を促す働きかけ，および治療，再発予防活動を三次予防という。リハビリテーションや機能回復訓練がその例として分かりやすい。心の健康に関する領域では，復職支援やリワークが三次予防の例である。

これらの予防活動が功を奏するためには，次のような点を考慮しなければならない。

①理論的根拠が明確であること

一次予防から三次予防に至る概念は一つの「理念」であり，実際には，予防活動の方法論，およびその効果検証に関する理論的根拠が明確でなければならない。また，効果検証は実証的に行われなければならない。そのためには，効果を実証できる客観的な評価用具を用いる必要がある。

②汎用的な予防活動であること

さまざまな場所で，さまざまな問題を持つさまざまな対象者に対して，さまざまなスタッフによって実施することができる汎用性が予防活動には求められる。

3. 心の健康教育は学習プロセスである

私たちが生活行動に変化を加えようとするとき，そこには変化の段階がある。健康行動を形成し，維持するとき，無関心な時期から行動変容を行う時期を経て，それを維持させている時期までの間に五つのステージを想定し，その人がどのステージにあるかという状態像に合わせて健康行動の獲得と維持を支援していこうという理論的枠組みとして，Prochaska らによって提唱された Transtheoretical model（一般的に，行動変容のステージモデルと呼ばれることが多い）がある（Prochaska & Velicer, 1997）。

Transtheoretical model では，行動変容は，

①無関心期（precontemplation）：半年以内に行動を変えようとは思ってい

　　ない時期。半年以上健康行動を行う意思がない状態

　　②関心期（contemplation）：6 カ月以内に行動を変えようと考えている時期

　　③準備期（preparation）：1 カ月以内に行動を変えようと考えている時期

　　④実行期（action）：行動を変えて半年以内

　　⑤維持期（maintenance）：半年以上変えた行動を行っている維持

という五つのステージを通って行われると考える。そして，それぞれの時期によって支援の着眼点が異なると考える。無関心期にあっては健康意識を向上させるための啓発を行う，実行期には望ましい行動に対する随伴性のコントロールや刺激制御を行うといった具合である。

　Transtheoretical model はもともと喫煙行動の修正といった健康行動の獲得と維持を対象として考案された理論モデルであるが，心の健康教育を行うときの理論モデルとしても援用可能である。心の健康教育を行うときにも，その対象者（学習者）にどのようなことが起きているかを考えなければならない。すなわち，対象者のレディネスを評価し，対象者が今どのようなことを学ぶと良いかを考え，そして，対象者のレディネスに応じて指導のポイント（学習目標）を設定する。次いで，効果的に学習できるための方法を考え，学習できたかどうかを評価し，最後に学習された内容を維持するためにはどのような指導を行うと良いかを考えるという一連のプロセスが想定される。このプロセスを理解する理論的枠組みとして Transtheoretical model が有用である。

4. 学校における心の健康教育

　心の健康教育は，広くライフスパンにわたって行われる活動である。なかでも学校教育場面は，対象者の発達段階に応じて，心の健康について問題の理解から，問題の解決，そして，予防に至るまで多面的に考える格好の場である。

　学校教育場面では，不登校問題など特定の問題の予防と改善に向けた指導資料等の作成は古くから行われていたが，小学校と中学校では平成 20 年 3 月の告示において，また，高等学校では平成 21 年 3 月の告示において，教育課程の中に心の健康教育が体系的に導入されることになった。具体的にどのような教育目標を持って，どのような教育が行われているか，また，今後の課題にはどのようなものがあるかという諸点については，第 2 部第 7 章において詳細にまとめられている。

児童生徒の心の健康の一層の維持増進に向けた今後の発展が期待される。

Ⅲ　まとめにかえて

公認心理師法第2条に記された公認心理師の業務の中に，その第4項に，「心の健康に関する知識の普及を図るための教育及び情報の提供を行う」とある。心の健康教育は，学校においては教育課程の中に組み込まれた心の健康教育として行われ（第7章参照），職場ではメンタルヘルスの維持増進に係る活動として行われる（第11章参照）というように，ライフスパンにわたってさまざまな教育の機会を活用し，さまざまなテーマで行われることになるが（第Ⅱ部参照），公認心理師は，最新の心理学的知識と技術に基づいた適切な心の健康教育の担い手として機能したいものである。

（坂野雄二）

文　献

厚生労働省（2012）．健康日本21（第二次）．https://www.mhlw.go.jp/stf/seisakunitsuite/bunya/kenkou_iryou/kenkou/kenkounippon21.html（2019年10月31日検索）

厚生労働省（2014）．平成26年度版厚生労働白書．日経印刷．

厚生労働省（2016）．平成28年労働安全衛生調査．https://www.mhlw.go.jp/toukei/list/dl/h28-46-50_kekka-gaiyo02.pdf（2019年10月31日検索）

内閣府（2018）．高齢社会白書（平成30年版）．日経印刷．

中村　亨（2017）．札幌CBT&EAPセンターでのストレスチェック制度後の課題．第22回日本ストレスケア病棟研究会発表抄録，35-37．

Prochaska, J. O. & Velicer, W. F.（1997）．The transtheoretical model of health behavior change. American Journal of Health Promotion, 12（1），38-48.

Ryff, C. D.（1989）．Happiness is everything, or is it?: Explorations on the meaning of psychological well-being. Psychology, DOI:10.1037/0022-3514.57.6.1069

相馬一郎（1990）．健康にかかわる心理学的諸要因の分析．平成元年度科学研究費補助金研究成果報告書（B63450021）．

第3章

健康心理学とポジティブ心理学

I　健康心理学

1．健康心理学とは

　疾病モデルの変遷に伴い健康観は変化している。伝統的な西洋医学での疾病モデルは生物医学モデル（biomedical model）に基づき，特定の病気には特定の原因があると仮定されていた。たとえば感染症があげられる。感染症はウイルスや細菌などの病原体（特定の原因）が体内に侵入することで生じる病気（特定の病気）である。生物医学モデルでは，健康は病気のない状態ととらえられ，健康と病気は質的に異なる状態であると考えられていた。それに対し Engel（1977）は，生物医学モデルに対比する疾病モデルとして，病因が疾患となるという直線的な因果関係ではなく，生物学的，心理学的，社会学的な要因を統合的に考える生物心理社会モデル（biopsychosocial model）を提唱した。たとえば，がん，循環器疾患，糖尿病などの生活習慣病があげられる。いずれも遺伝的要因，環境的要因，行動的要因，心理的要因などのさまざまな要因が相互に関連して生じると考えられている。生物社会心理モデルでは，健康と病気は質的に異なる状態であるとは考えず，「身体的・精神的・社会的に良好な状態」から「病気ではない状態」，「病気の症状・兆候がある状態」「病気・死」へと連続的なつながりのあるものととらえる。

　日本健康心理学会によると，健康心理学という学問が目指していることは，"健康の維持と増進，疾病の予防と治療などについての原因と対処の心理学的な究明，及び健康教育やヘルスケアシステム，健康政策の構築などに対する

心理学からの貢献"とされている（日本健康心理学会，2013）。ここでの「健康」とは生物心理社会モデルに基づく「健康」であり，世界保健機構（World Health Organization：WHO）が1946年に発効したWHO憲章の序文で記されている「病気でないとか，弱っていないということではなく，身体的にも，精神的にも，社会的にも，すべてが満たされた状態（well-being）」を意味している。津田（2010）は，健康心理学は生物社会心理モデルという枠組みの中で，健康を取り巻く問題を総合的に研究するとともに，科学的理論に基づいたケアを行う心理学と位置づけている。

2. ヘルスプロモーション

　WHOと国際連合児童基金（United Nations Children's Fund：UNICEF）の共催によって開催された「第1回プライマリヘルスケアに関する国際会議」において，アルマ・アタ宣言が採択された（1978）。アルマ・アタ宣言では「すべての人々に健康を（health for all）」という目標を定め，そのための戦略としてプライマリヘルスケア（Primary Health Care）という理念を打ち出した。プライマリヘルスケアとは，すべての人にとって健康を基本的な人権として認め，その達成の過程において住民の主体的な参加や自己決定権を保証する理念である。1970年代，医療技術は目覚ましい技術革新を遂げ，病気治療に貢献してきたが，経済状態，地域，人種等の生活状況によって健康水準には歴然とした格差があった。アルマ・アタ宣言は，医療の重点をこれまでの高度医療中心から一次予防に転換し，国ごとに別々の目標を立てるのではなく，世界共通の目標として健康水準の格差を埋めていくことを提言している。その後WHOはプライマリヘルスケアを基盤とした「健康づくりのためのオタワ憲章」（1986）を採択し，ヘルスプロモーションの定義と実現するための戦略をたてた。ヘルスプロモーションの定義とは「人々が自らの健康とその決定要因をコントロールし，改善することができるようにするプロセス」である。さらに2005年「健康づくりのためのバンコク憲章」においてヘルスプロモーションを通して国際化した世界の健康の決定要因に取り組むための必要な戦略と公約を明らかにした。「健康づくりのためのバンコク憲章」では，ヘルスプロモーションを実現するための五つの戦略と，四つの責務が確認されている（表3-1）。

　アルマ・アタ宣言が採択された頃，日本においても1978（昭和53）年度か

表 3-1　バンコク憲章におけるヘルスプロモーションを実現するための戦略と責務

健康づくりの戦略

1　唱道（advocate）：人権と連帯責任に基づいた健康の推奨
2　投資（invest）：健康の決定要因を管理するための持続可能な政策，活動，社会基盤（インフラストラクチャー）への投資
3　能力形成（build capacity）：政策展開，統率力の発揮，健康づくりの導入，知識の伝達，研究，ヘルス・リテラシーのための生産能力の拡張
4　規制と法制定（regulate and legislate）：全ての人々にとっての，安全確保のための規制と，健康と住み良い暮らしの公平な機会を得るための法律の制定
5　パートナーと同盟（partner and build alliance）：持続的活動のための公的私的非政府国際組織と市民団体の協働と提携

健康づくりの 4 つの責務

1　国際的発展計画の中核をなす
2　全ての政府にとっての責任の中核をなす
3　地域社会と市民団体の原動力である
4　優れた組織活動の要件である

ら第 1 次国民健康づくり対策が開始され，環境づくりを推進するために市町村保健センター等の基盤整備，保健師・栄養士等のマンパワーの確保，健康診査・保健指導体制の確立が図られた。これにより日本の医療分野に治療のみならず，一次予防，二次予防を重視する視点が備わり，早期発見・早期治療が可能となった。また「健康づくりのためのオタワ憲章」が採択された頃，日本においても「自身が 80 歳を迎えても自分で身の回りの事ができ，社会への参加もできることを目指そう」と，1988（昭和 63）年度から第 2 次国民健康づくり対策（アクティブ 80 ヘルスプラン）が開始された。第 2 次国民健康づくり対策では，適切な運動習慣を普及させることに重点が置かれ，生活習慣をバランスのとれた健康的なものにすることを目指した。第 1 次，第 2 次国民健康づくり対策は一定の効果を上げてはいたが，日本では食習慣，運動習慣，休養，喫煙，飲酒等の生活習慣によって引き起こされる生活習慣病による罹患率は依然として増加していた。そこでこれまでは加齢に注目した「成人病」の早期発見・早期治療という二次予防から，生活習慣の見直し，環境改善などにより病気の発生そのものを予防する一次予防へと転換し，2000（平成 12）年度から第 3 次国民健康づくり対策として「21 世紀における国民健康づくり運動（健康日本 21）」を推進した。健康日本 21 の特徴は，9 分野 70 項目の具体的な数値目標を示した

点である。健康日本 21 の施策は PDCA サイクル（plan-do-check-action cycle）に沿って評価・見直しが行われている。中間評価が 2005（平成 17）年度に行われ，2012（平成 24）年度に最終評価と見直しが行われた（健康日本 21 企画検討会・健康日本 21 計画策定検討会, 2000）。最終評価で明らかとなった課題をもとに 2013（平成 25）年度から第 4 次国民健康づくり対策（健康日本 21（第二次））が推進されている（厚生労働省, 2012）。健康日本 21（第二次）もまた 5 年後を目途に中間評価が行われ，10 年後に最終評価が行われる予定である。

3.　健康行動理論

　第 1 章の表 1-2 で示されているように，健康日本 21（第二次）の目標項目は 9 分野 64 項目であるが，目標を達成するためには国民がともに支え合い，国民自身が自身の行動を変える，もしくは修正することが求められる。健康心理学では，人が健康によい行動を行う，もしくは行わない理由を明らかにし，健康に良い行動を行う可能性を高める要因を体系的にまとめた考え方（健康行動理論）を提唱している（小笠原・津田, 2003）。たとえばオペラント学習理論，社会的学習理論（Bandura, 1971），健康信念モデル（health belief model）（Hochbaum, 1958; Rosenstock, 1966; Becker & Maiman, 1975），Transtheoretical model（Prochaska & DiClemente, 1983）（第 2 章参照），プリシード・プロシードモデル（PRECEDE - PROCEED model）（Green & Kreuter, 1991）などがあげられる。効果的な健康づくり対策を実現するためには，健康行動理論に基づき，心理社会的な要因を考慮したヘルスプロモーションの実施が必要である。

4.　健康信念モデル

　1950 年代に公衆衛生分野において，疾患の早期発見や疾病予防のための受診行動モデルモデルとして提唱され（Hochbaum, 1958; Rosenstock, 1966），Becker & Maiman（1975）によって発展したものである（図 3-1）。Rosenstock（1974）は，健康に良いとされる行動をとるには，条件として①今現在の健康状態に対して，このままでは将来病気になるかもしれないという，危機感の捉え方（主観的罹患可能性：perceived susceptibility），②もし病気になってしまったら，その結果がどの程度重大であると感じるか（主観的疾患重度：perceived severity），③ある行動をとることで病気になることを回避で

個人的認知　　　　　　　　媒介要因　　　　　　　　行動可能性

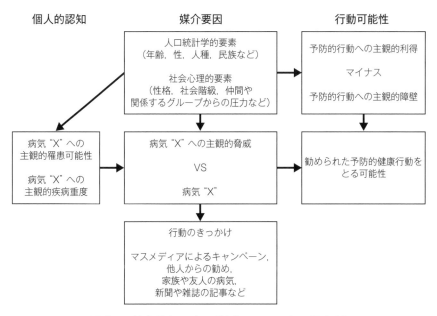

図 3-1　健康信念モデル（松本，2002 より一部改変）

きるか（主観的利得：perceived benefit），④たとえ罹患したとしても，心理的，経済的負担が少なくてすむか（主観的障壁：perceived barrier）が関わっていると指摘している（図 3-1）。

5．プリシード・プロシードモデル

　プリシード・プロシードモデル（Green & Kreuter, 1991）は，アメリカ，カナダを中心に世界各地に展開されているヘルスプロモーションの計画モデルである。日本でも健康日本 21 において，計画の策定・推進・評価を容易にするためのモデルとして提唱されている。健康問題の準備・実現・強化因子をおさえながら，ヘルスプロモーションの計画の策定・推進・評価のために必要な理論的枠組みが 8 段階で構成されている（Green & Kreuter, 2004：神馬，2005）。診断と計画に関わる「プリシード：教育・環境の診断と評価のための前提，強化，実現要因（PRECEDE - Predisposing Reinforcing and Enabling Constructs in Educational ／ Environmental Diagnosis and Evaluation）」（4

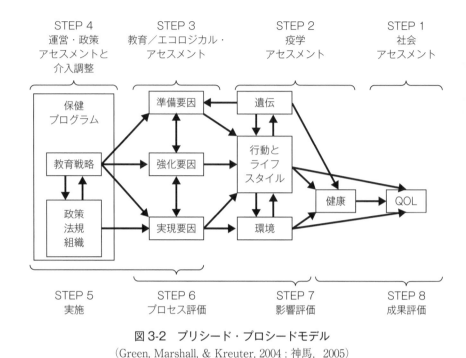

図 3-2 プリシード・プロシードモデル
(Green, Marshall, & Kreuter, 2004 : 神馬, 2005)

段階）と，実施と評価に関わる「プロシード：教育・環境の開発における政策的・法規的・組織的要因」（PROCEED - Policy, Regulatory and Organizational Constructs in Educational and Environmental Development)」（4 段階）の二つの部分で成り立っている（図 3-2）（詳しくは http://www.lgreen.net/hpp/ を参照)。

Ⅱ ポジティブ心理学

1. 現代のヘルスプロモーションが目指すもの

WHO ヨーロッパ地域事務局の Kickbusch（1986）は，現在および将来のヘルスプロモーションにおいて，社会生態学的（social ecology）的もしくはホリスティック（holistic）的パラダイムによるポジティブなアプローチの必要性を指摘している。そのために，疾病の発生や重症化に関わる危険因子に注

目し，それを除去しようとする疾病予防，治療，回復支援を行う従来の疾病生成論（pathogenesis）から，健康生成論（salutogenesis）（Antonovsky, 1979）へと変換し，well-being の追求，積極的な健康意識の高まりを反映したヘルスプロモーションの展開が望まれる。健康生成論では，病因を引き起こす要因ではなく，一人一人がもつ健康になるための要因を解明し，それを強化するという立場を取る。Antonovsky（1979）は，「たとえ病気や障害があったとしても人間として全体的な秩序が整っていれば，相対的な健康を維持できる」と述べている。ヘルスプロモーションが目指すものとは，どのような健康状態にあるかに関わりなく，人間としての尊厳を保ち，well-being を享受し，自身が社会の中に一員であることを意識し，幸せを感じることができるようなることである。そのためにはポジティブ心理学の視点が求められている。

2.　ポジティブ心理学とは

　「ポジティブ心理学」という名称は，Seligman（1998：島井，2006）がアメリカ心理学会（American Psychological Association）会長就任時の所信演説において使用されたのが始めだと言われている。Seligman（1998：島井，2006）は，第二次世界大戦以降の心理学は，人間の疾患とその治療法に注目してきたが，ネガティブな側面だけでなく，人間の持つ強みや成長等のポジティブな側面に焦点を当て，これらの機能を解明していくことの必要性を指摘した。American Psychologist に「ポジティブ心理学」と題する特集号が掲載されて以来（Seligman & Csikszentmihalyi, 2000），ポジティブ心理学の分野の方向性が形成され，研究が推進されている。ポジティブ心理学は新しい心理学の領域だと思われているが，Seligman（1998：島井，2006）の指摘の前にすでに着目されており，その起源は人間性心理学の Maslow（1954）にまで遡るという。

　Seligman（2011：宇野，2014）はポジティブ心理学のテーマは well-being だとしている。それまでのポジティブ心理学では「幸福」をテーマとしてとらえ，ある一時点での主観的な人生の満足度を測定することで，幸福を推し量ろうとしていた（幸福理論）。しかし幸福とは，感情と理性がさまざまに関わる多次元的なものであるため，その構成概念を理解するために必要な理論として，well-being 理論が提唱された（表 3-2）（Seligman, 2011：宇野，2014）。well-being 理論では well-being の構成要素として五つの要素を，①ポジティブ

表 3-2　「幸福理論」と「well-being 理論」

	幸福理論	well-being 理論
テーマ	・幸福	・well-being
尺度	・人生の満足度	・ポジティブ感情（P：Positive emotion） 　今現在に対するポジティブな主観的要素 　楽しみ，歓喜，恍惚感，温もり，心地よさといった， 　自分が感じるポジティブな感情 ・エンゲージメント（E：Engagement） 　回想に対するポジティブな主観的要素 　音楽との一体感または時が止まる感覚，無我夢中 　になる行為の最中での没我の感覚（フロー経験 　(flowexperience)（Csikszentmihalyi, 1990）） ・ポジティブな関係性（R：Relationship） 　他者とのポジティブな人間関係 ・意味・意義（M：Meaning） 　自分の活動，または人生に対して意味や意義を感じ 　ること ・達成感（A：Achievement） 　自分の大切な目標を達成すること 　一時的な形での「達成」と，その拡張し形である「達 　成の人生」とがある
目標	・人生の満足度の増大	・（上記要素の増大による）持続的幸福度の増大

Seligman（2011）日本語訳は，宇野（2014）より作成

感情（P：Positive emotion），②エンゲージメント（E：Engagement），③ポジティブな関係性（R：Relationship），④意味・意義（M：Meaning），⑤達成感（A：Achievement），としている（これら五つの構成要素の頭文字を取って「PERMA」と表される）。well-being 理論の目標は，持続的幸福度(flourishing)を増大させることである。そのためには，人格の強み（character strengths）（Peterson & Seligman, 2004）を用いて PERMA の一つだけではなく，全体的にバランスよく高めること，加えて自尊心，楽観性，レジリエンス（resilience），活力（vitality），自己決定感といった付加的特徴を意識して高めることも求められる。

　Peterson & Seligman（2004）は人格の強みとして，国や地域など文化的背景を超えて，普遍的に認識される優れた人間のもつ，人徳あるいは徳目と考えられてきた 24 の強みを提案している（表 3-3）。24 の強みは知恵と知識，勇気,

表 3-3　人格の強み（character strengths）の構成

領域	長所
知恵と知識	独創性
	好奇心・興味
	判断
	向学心
	見通し
勇気	勇敢
	勤勉
	誠実性
	熱意
人間性	愛する力・愛される力
	新設
	社会的知能
正義	チームワーク
	平等・公平
	リーダーシップ
節度	寛大
	謙虚
	思慮深さ・慎重
	自己コントロール
超越性	審美心
	感謝
	希望・楽観性
	ユーモア・遊戯心
	精神性

大竹・島井・池見・宇津木（2005）より抜粋

人間性，正義，節度，超越性という六つの領域から構成されており，表 3-4 に
示す 10 の基準に基づいて，選出されている。人格の特性に注目した介入研究
も数多く報告されている（たとえば，Seligman, Steen, Park, & Peterson, 2005;
Mitchell, Stanimirovic, Klein, & Vella-Brodrick, 2009; Rust, Diessner, & Reade,
2009; Proyer, Gander, Wellenzohn, & Ruch, 2015）。わが国においても人格の強
みに注目した研究報告が続々と到着している（たとえば，井邑・青木・高橋・
野中・山田，2013；森本・高橋・並木，2015；島井，2016）。

表3-4　人格の強み（character strengths）を選出する10の基準
(Perterson & Seligman, 2004)

1	よい人生につながる充実をもたらす
2	それ自体が精神的，道徳的に価値を持つ
3	発揮することが他の人を傷つけない
4	反対語に望ましい性質がない
5	実際の行動として表現される
6	他の特性と明確に区別される
7	規範的な人物や物語に具現化される
8	天才的な人物がいる
9	欠如した人物がいる
10	それを育成するための制度や伝統がある

3．行動医学

　ヘルスプロモーションに関わる研究分野として行動医学（behavioral medicine）の存在も忘れてはいけない。行動医学（behavioral medicine）は，健康と疾病に関する心理社会科学的（psychosocial），行動的（behavioral）および生物医学的（biomedical）知見と技術を統合し，身体の健康と病気の理解に関連する行動科学の知識と技術の開発，およびこの知識と技術の予防，診断，治療，リハビリテーションへの応用に関する分野であると定義されている（Schwartz & Weiss, 1978）。行動医学のルーツは古代ギリシャの時代にまで遡ることができ，行動医学の基本的な考え方の一つである心身相関に関して，アリストテレスなどの著作にもみられる。内山（1995）よると，黎明期の行動医学の研究領域は，攻撃行動と冠動脈疾患との関連（Osler, 1849-1919），催眠時の心と身体に関する研究（Mesmer, 1733-1815；Freud, 1856-1939），内分泌と情動との関係の生理学的研究（Cannon, 1871-1945），精神力動論の立場から高血圧，潰蕩，喘息等の原因を追究する研究（Alexander, 1950），「心と体：心身医学（Mind and Body: Psychosomatic medicine）」の刊行（Dunbar, 1947）などがあげられている。現在では，行動医学の研究領域として検討される研究分野はさらに増加し，健康に関する手法も多岐に渡っている。たとえば，日本行動医学会が主催して開催された第10回国際行動医学会では，基礎医学分野からは，がん，心血管疾患と肺疾患，糖尿病などの診断と治療，また社会医学

表3-5　第10回国際行動医学会の概要—「健康・医療」における行動医学の役割—
（野村，2016）

主催：	国際行動医学会，日本行動医学会
会場：	立正大学大崎キャンパス
会期：	平成20年（2008年）8月27～30日
会議の構成：	基調講演，特別講演，シンポジウム，ワークショップ，パネルディスカッション，ポスターセッション，教育セミナー，一般演題など
セッションテーマ：	アドヒアランス，加齢，感染症（SARS，HIV，AIDS），アルコール，喫煙，薬物乱用，遺伝，環境相互作用，がん，心血管疾患と肺疾患，児童期と青年期，糖尿病，代謝，栄養，肥満および摂食障害，ジェンダーと健康，保健行動，健康教育と健康増進，医療制度，医療政策，医療経済，疾患，疾患と感情，疾患行動，計測と方法，疼痛，筋骨格系障害および神経筋障害，身体活動，身体表現性障害，慢性疲労，不定愁訴，心身症と睡眠，スクリーニング，早期発見，社会経済的因子，文化と健康，ストレス，精神生理学，精神神経免疫内分泌学，暴力，いじめ，PTSD，職場の保健，伝統医療，統合医療，補完医療，複合領域，その他

分野からは，ジェンダーと健康，健康教育と健康増進，医療制度・政策などの研究成果が報告されている（表3-5）（野村，2016）。

（百々尚美）

文　献

Antonovsky, A. (1979). Stress, health and coping. New perspectives on mental and physical well-being. San Francisco: Jossey-Bass.

Bandura, A. (1971). Social Learning Theory. General Learning Press, New York.

Becker, M. H., & Maiman, L. A. (1975). Sociobehavioral determinants of compliance with health and medical care recommendations. Medical care, 10-24.

Csikszentmihalyi, M. (1990). Flow : The psychology of optimal experience.（ミハイ・チクセントミハイ　今村浩明（訳）（2014）．フロー体験－喜びの現象学．世界思想社）

Engel, G. L. (1977). The need for a new medical model: a challenge for biomedicine. Science, 196 (4286), 129-136.

Hochbaum, G. M. (1958). Public participation in medical screening programs: A socio-psychological study（No. 572）. US Department of Health, Education, and Welfare, Public Health Service, Bureau of State Services, Division of Special Health Services, Tuberculosis Program.

井邑智哉・青木多寿子・高橋智子・野中陽一郎・山田剛史（2013）．児童生徒の品格と Well-being の関連―よい行為の習慣からの検討―．心理学研究，84，247-255.

Green, L. W., & Kreuter, M. W.（1991）．Health promotion planning: an educational and environmental approach.

Green, L. W., Marshall, W., & Kreuter, M. W.（2004）．Health Program Planning: An Educational and Ecological Approach. New York: McGraw-Hill Publication.（グリーン，L. W.・クロイタ，M. W. 神馬征峰（訳）（2005）．実践ヘルスプロモーション―PRECEDEPROCEED モデルによる企画と評価．医学書院）

Maslow, A. H.（1954）．Motivation and Personality. Oxford, England: Harpers.

松本千明（2002）．医療・保健スタッフのための健康行動理論の基礎 生活習慣病を中心に．東京：医歯薬出版株式会社，29-36.

野村　忍（2016）．行動医学の歴史と展望．心身医学，56，13-16.

Kickbusch, I.（1986）．Health promotion: a global perspective. Canadian Journal of Public Health/Revue Canadienne de Sante'e Publique, 77, 321-326.

健康日本 21 企画検討会・健康日本 21 計画策定検討会．（2000）．21 世紀における国民健康づくり運動（健康日本 21）について報告書

厚生労働省（2012）．健康日本 21（第二次）の推進に関する参考資料．http://www. mhlw. go. jp/bunya/kenkou/kenkounippon21. html.（2019 年 11 月 16 日）

Mitchell, J., Stanimirovic, R., Klein, B., & Vella-Brodrick, D.（2009）．A randomised controlled trial of a self-guided internet intervention promoting well-being. Computers in Human Behavior, 25, 749-760.

森本哲介・高橋　誠・並木恵祐（2015）．自己形成支援プログラムの有用性．教育心理学研究，63，181-191.

日本健康心理学会（2013）．研究活動の内容．http://jahp.wdc-jp.com/about/main2.html（2019 年 11 月 01 日）

小笠原正志・津田　彰（2003）．健康行動のモデル．日本健康心理学会（編）　健康教育概論（pp.17-40）実務教育出版

大竹恵子・島井哲志・池見　陽・宇津木成介（2005）．日本版生き方の原則調査票（VIA-IS: Values in Action Inventory of Strengths）作成の試み．心理学研究，76，461-467.

Peterson, C., & Seligman, M. E.（2004）．Character strengths and virtues: A handbook and classification（Vol. 1）．Oxford University Press.

Prochaska, J. O., & DiClemente, C. C.（1983）．Stages and processes of self-change of smoking: toward an integrative model of change. Journal of Consulting and Clinical Psychology, 51, 390.

Proyer, R. T., Gander, F., Wellenzohn, S., & Ruch, W.（2015）．Strengths-based positive psychology interventions: A randomized placebo-controlled online trial on long-term effects for a signature strengths-vs. a lesser strengths-intervention. Frontiers in Psychology, 6, 456.

Rosenstock, I. M.（1966）. Why people use health services. Milbank Quarterly, 44, 94-127.

Rosenstock, I. M.（1974）. Historical origins of the health belief model. Health Education Monographs, 2, 328-335.

Rust, T., Diessner, R., & Reade, L.（2009）. Strengths only or strengths and relative weaknesses? A preliminary study. The Journal of Psychology, 143, 465-476.

Schwartz, G. E., & Weiss, S. M.（1978）. Yale conference on behavioral medicine: A proposed definition and statement of goals. Journal of Behavioral Medicine, 1, 3-12.

Seligman, M. E. P.（1998）. Building human strength: Psychology's forgotten mission. APA Monitor, 29（1）. 2.（セリグマン, M. E. P. 島井哲志（訳）（2006）. 21 世紀の心理学の二つの課題. 島井哲志（編）ポジティブ心理学－ 21 世紀の心理学の可能性（pp.22-29）ナカニシヤ出版）

Seligman, M. E. P.（2011）. Flourish: A New Understanding of Happiness and Wellbeing.（マーティン・セリグマン 宇野カオリ（監訳）（2014）. ポジティブ心理学の挑戦 "幸福" から "持続的幸福" へ. ディスカヴァー・トゥエンティワン）

Seligman, M. E., & Csikszentmihalyi, M.（2000）. Positive psychology: An introduction. American Psychologist, 55, 5-14.

Seligman, M. E., Steen, T. A., Park, N., & Peterson, C.（2005）. Positive psychology progress: empirical validation of interventions. American Psychologist, 60（5）, 410.

島井哲志（2016）. ポジティブ心理学による禁煙支援. 健康心理学研究, 28, 103-111.

津田　彰（2010）. ストレスと健康支援の心理学―これまでとこれから（日本の心理学 これまでとこれから）. 心理学ワールド, 51, 17-20.

内山喜久雄（1995）. 行動医学. 行動医学研究, 2, 6-11.

第**4**章

こころの健康の出発点

——今までの自分と向き合い，新しい自分を鍛える

　厚生労働省（2019）による「こころの健康政策」では，①感情への気づきと表現（情緒的健康），②適切な状況判断と問題解決（知的健康），③建設的な対人関係・社会的関係の構築（社会的健康），④主体的な人生の選択（人間的健康）があげられている。これらを達成するには，自己理解と他者理解，悩みの解決力と自己決定力が欠かせない。加えて，これらの健康を支える根幹は，運動，食事，睡眠（休養）であるとされている（厚生労働省，2019）。つまり，こころの健康を維持するためには，精神的な安定だけでなく，身体的な安定も必要となる（図 4-1）。

I　自己理解

　こころの健康を維持するための最初のステップは自己理解である。己を知らないものは他人を知ることはできないと言っても過言ではない。自己理解はすなわち自分と向き合うことに他ならないが，これはかなりしんどい作業である。自分の良いところは適切に評価し，嫌なところはしっかりと見つめて受け入れ，修正を図る。

　クライエント中心療法で有名な Rogers は，自己理論を提唱している。これは，「自分とはこういう人間である」といった自己概念（思う自分）と，現実世界で経験すること（現実の自分）とがうまく一致していないとパーソナリティの統合が崩れて不適応状態になるというものである。つまり，自己概念と体験との矛盾やズレを解消していくことが自己実現を達成するために重要にな

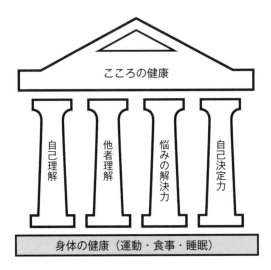

図4-1　こころの健康を支える要素

る（図4-2）。自己概念と体験を一致させるというのは，理想を下げたり，高望みしないことと思われるかもしれないが，それはよくある誤解である。達成目標や理想があるからこそ自己実現に向かって進める。目標に向かって進む中で，現時点での自分ができることと，実際にできていることが一致していて，それをしっかりと把握できていることが大切になる。

1. 自分を観察する：セルフ・モニタリングの意義

　自己概念と体験を一致させるためには自己理解がポイントになる。そのために，まずは自分自身を観察することから始める。これをセルフ・モニタリング（self-monitoring）と呼ぶ。人は，「なんとなく上手くいかない」不全感の一つや二つを抱えながら生活している。この「なんとなく」が問題であり，上手くいっている時があっても覚えておらず，上手くいかないことばかり覚えている可能性も往々にしてある。そこで不全感や悩みを曖昧なままにしておくのではなく，さまざまな状況での自分の振るまい方，考え方，感じ方の"くせ"を観察・記録していく。そうすることで，自己理解が進み，悩みを解決するための対策を練ることができる。

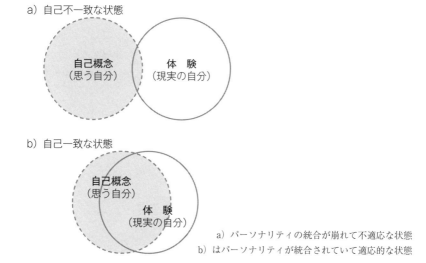

a）自己不一致な状態

自己概念
（思う自分）

体　験
（現実の自分）

b）自己一致な状態

自己概念
（思う自分）

体　験
（現実の自分）

a）パーソナリティの統合が崩れて不適応な状態
b）はパーソナリティが統合されていて適応的な状態

図4-2　自己理論に基づくパーソナリティ理解

　観察・記録は，どんな方法でも良いが，"くせ"を理解するためには，①状況や場面，②そのときの気分状態，③そのときの振るまい，④そのときに頭に浮かんだことや心のつぶやき，については必ず記録しておくとよいだろう（表4-1）。項目を決めておくことで，共通点をあぶり出しやすくなり，自己理解が進む。たとえば，いつも対人関係でイライラしやすい人が記録をとったとしよう。この人はたいていの対人場面で「私を馬鹿にすんな！」という心のつぶやきが出てくることが多く，そんなときは頭に血が上って怒りMAXとなり，そのときの感情にまかせた振る舞いをしている。ところが，しばらく経つと，いつも後悔しているので，結果的に上手くいっていない。このようなことを「見える化」することで気づきが促され，心のつぶやきは何に反応しているのかを探っていったり，別の振るまい方を探るきっかけになるだろう。

2. 悩みの解決に取り組む：PDCAサイクルの活用
　セルフ・モニタリングで自分自身の"くせ"を理解した後は，それを変えるための対策を練っていく。このとき役に立つのはPDCAサイクルである。これは，計画する（Plan）―実行する（Do）―評価する（Check）―改善する（Action）

表 4-1　セルフモニタリングの例

状況・場面 (具体的な日時)	そのときの気分・ 気分の強さ (0～100%)	そのときにとっ た振る舞い	そのときに浮か んだ考え (心のつぶやき)	しばらく経った後に 振り返ると……
5/10　9時頃 電車が揺れたと きによろめい た。友人がに やっとした。	怒り　100%	胸ぐらをつかん で謝らせた。	笑われた。 ばかにしやがっ て！	その後，気まずく なってしまい，後悔 した。
5/11　授業中 黒板の文字が見 えず，隣の子の ノートを見た ら，嫌な顔をさ れた。	怒り　90%	舌打ちして，睨 みつけた。	減るもんじゃな いから見せてく れてもいいだ ろ！	「見えないから見せ て」っていえば，快 く見せてくれたかも しれない。
・ ・ ・				

の頭文字を取ったものである（図 4-3）。

1) 計画する

　自分にとって問題を引き起こしていることの改善計画を立てる段階である。計画が抽象的であったり，曖昧であったりすると PDCA サイクルが機能しなくなるので，具体的に計画する必要がある。まずは，a) どのような問題を解決したいのか，b) 特定の状況で生じやすい振る舞いや考え方をどのように変えるのか，c) 振る舞い方や考え方の変化をどのように評価するか，d) 計画を実行した場合のメリットとデメリットなどについて，詳細に考えていく。たとえば，先の対人関係でイライラしやすい人の例にとると，a) 大声で怒鳴り散らしてしまうことを変えたい，b) イライラ感が高まると怒鳴り散らしてしまうので，発言する代わりにイライラ感が収まるまで両手をグー・パーしてみる，c) 手をグー・パーした回数を数える，イライラ感を 0（まったく）～5（非常に）で評価する，d) メリットとしては，相手を無駄に傷つけることがなくなる，相手との関係を壊さずにすむ，デメリットとしては，怒りが収まるまで時間がかかる，面倒くさい，などが考えられる。

　別の振る舞い方や考え方を生み出すためにはブレインストーミングが役に立

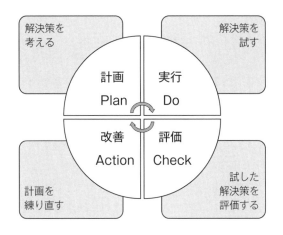

図 4-3　悩みを解決するための PDCA サイクル

つ。これは，実行するか否かにかかわらず，さまざまな方法をあげていき，その中で実現可能性の高い方法を採用するものである。人は，普段行っている習慣以外の方法をあげるのが難しいため，友人や家族と一緒に出し合うのもよいだろう。

　2）実行する

　計画を実践に移す段階である。最初のうちは，忘れてしまうことが多く，新しい方法をなかなか実践できないものである。その場合は，携帯のリマインダ機能を利用したりして，実践することが思い出しやすい状況を作っておくことも有用である。

　3）評価する

　実行したことで目標としていた問題解決につながったかどうかを評価する段階である。ここでは，これまで記録してきた評価材料（例：両手をグー・パーした回数，イライラ感）を利用することである。なんとなく良くなったということではなく，具体的にどのくらい実践できたのか，それによる成果がどのくらいあるのかなどを検討する。

　4）改善する

　評価に基づいて，計画を練り直す段階である。期待通りに実践できない，もしくは期待通りの効果が得られない場合は，リマインド方法を再検討したり，

実行する解決策を修正・変更する。効果が認められている場合は，継続するか，新たな計画を立てるかどうかを検討する。

　上記1）～4）のPDCAサイクルを継続的に行うことで，自分自身ができることの現状把握がしやすくなる。それとともに，悩みを解決する難しさやプロセスを体験する中で生じる思考や感情の変化にも気づけるようになる。

3. 他者理解：「人」を見る力の向上

　自己理解は自分を知るだけにとどまらず，他者理解につながる。人は誰でもつらい経験や不快な感情は避けたがるものだが，一方で，自己理解を進める中でそのような体験プロセスを経た人は，同様の体験をしている他者のつらさに思いをはせることができる。つまり，共感性が高くなる。加えて，他者の地位や肩書きのようなものに影響されることなく，一人の尊い存在としてその人自身を理解しやすくなる。

　このような体験プロセスを経ることは一方で，感情移入をしてしまう危険性もはらんでいるため，注意しなければならない。自分自身の体験だけにすがってしまうと，他者も自分と同じ体験プロセスを経ることを強要しかねない。しかもその体験プロセスをうまく辿ることが出来ない他者に対して，負の感情を抱きやすくなってしまう。自他を混同する（感情移入）するのではなく，まるで他者になったかのように疑似体験しながら，その人の問題をどのように解決できるかを考えることが他者理解には重要である。自己理解と他者理解が進むと対人関係が円滑になる場合が多いので，これらはこころの健康を保つ上で重要な要素となる。

4. 自己決定力を高めることの重要性

　人生では常に選択を迫られる。つまり，どちらの道を選んで進んでいくのかの決断をしなければならない状況に多々遭遇する。たとえば，就職するか進学するかという選択に迫られた場合，どちらかに対する気持ちが圧倒的に強ければ（就職20％ vs. 進学80％），悩みはそれほど強くないが，それが拮抗してしまうと（40％ vs. 60％），なかなか決断できずに悩みごとが長く続いてしまう。後者の場合は，どちらを選択したとしても，新たな壁にぶつかった際には「あのとき〇〇していたら……」などと後悔することになるだろう。つまり，後悔

しない選択をすることはとても難しい。できることは，そのときに考えうるさまざまな解決策に取り組み，その上でどの道を選ぶか選択することである。将来，選択したことに対して後悔の念が出てきたときは，「昔の自分」を責めるのではなく，悩み抜いた決断であったことを思い出してほしい。その上で，現在の悩みに対して徹底的に解決策を実施・評価していくこと（PDCA サイクルの活用）が大切となる。

II 生活習慣の調整

上述してきた内面磨きに加えて，生活習慣（運動，食事，睡眠）の調整もこころの健康を維持する上で必要である。特に，睡眠はすべての精神疾患に共通して認められるにも関わらず，精神疾患の一症状として捉えられており，一昔前までは主疾患が改善すれば睡眠も改善すると考えられていた。しかし，最近では，うつ病寛解後に不眠症が残遺していると再発率が高まること（Buysee et al., 2008），不眠を有するうつ病患者に，不眠に対する認知行動療法を行うと，うつ病まで改善するケースが5割以上存在することなどが報告されており（Watanabe et al., 2011），精神症状に及ぼす睡眠の影響度が徐々に明らかにされてきている。

1. 睡眠の安定がこころの安定につながる

睡眠の乱れは，抑うつ症状を高めることが明らかにされている。たとえば，睡眠不足になるとくよくよ考えやすくなる，注意力の低下，多動・衝動性の増加，イライラ感の増加などにつながることが明らかにされている。不眠に関しては，うつ病・不安症の発症やうつ病の維持・再発のリスク要因となること（Hertenstein et al., 2019; Okajima et al., 2012），昼夜逆転の睡眠覚醒リズムは抑うつ気分が高まることなども明らかにされている。その他にも，睡眠不足は痛みの感じ方を強めること（Krause et al., 2019）や，夜型睡眠の人は，うつ病の発症・維持要因である反すう思考（くよくよ考えること）が増加すること（Antypa et al., 2017）なども明らかにされており，睡眠が心と身体に及ぼす影響は非常に高いことが分かっている。

2．睡眠の安定には，光，食事，運動が大切

　睡眠を安定させるためには，睡眠の中枢時計と末梢時計，そして深部体温を調整する必要がある。中枢時計は目の奥に存在し，目から照度の高い光が体内に取り込まれることで調整されている。起床後2〜3時間に目から取り入れられた光は，夜の眠気を誘い規則的な睡眠をもたらしてくれる。一方で，寝る2〜3時間前に目から取り入れられた白色光は，眠気を飛ばしてしまい，寝つきを遅くしてしまう。

　末梢時計は各内臓に存在する。それを調整するには食事が重要な役割を担っている。食事の間が10〜12時間以上空くと，その後の比較的おなかにたまる食事が身体にとっての朝になる（古谷・柴田，2017）。つまり，朝食は朝食べるから「朝食」なのではなく，長い絶食期間の後の食事が「身体にとっての朝食」となる。おもしろいことに，"breakfast"は絶食（fast）を壊す（break）という意味がある。朝食が末梢時計のリズム調整を担っているため，夕食と朝食の間以外は10〜12時間以上の絶食期間を作らないようにしなければならない。

　中枢時計と末梢時計が同じリズムで動くことも大切である。たとえば，朝7時起きて朝日をしっかり目から取り込んだとしても，朝ごはんを食べる時間がなく，朝10時頃に食べたとすると，その時刻が抹消時計にとっての「朝」になってしまい，中枢時計の「朝」（7時）とずれてしまう。

　日中に比較的負荷の高い運動を定期的に行うこと，就寝2，3時間前にウォーキングやジョギングなどの軽い運動を行うことは，深部体温（脳温度を反映）による睡眠覚醒リズムの調整や，徐波睡眠の増加などに寄与している。徐波睡眠はノンレム睡眠の中で最も深い睡眠状態であり，成長ホルモンの分泌や脳の老廃物であるアミロイドβの排出と関連することが分かっている。

　このように，運動，食事，睡眠といった生活習慣が乱れていると，本来の悩みがことさら大きくなってしまうだけでなく，どんなに悩みを解決しようと取り組んでも上手くいかないことは容易に想像がつくだろう。言い換えると，生活習慣を整えることで，本来の悩みが等身大のものとなり，比較的容易に解消できる可能性が高いといえる。もちろん，生活習慣を整えるためには，PDCAサイクルの活用が重要になる。

Ⅲ 「今までの」自分から「新しい」へ，そして「当たり前」の自分に変えていく

　上述してきたように，こころの健康には，自分自身を知り，良いところを磨いていくことに加えて，生活習慣の調整も欠かせない。これらすべては，いままでになかった新しい振る舞いや考え方を習得することに他ならない。一方で，これまで習得してきた振る舞いや考え方はそう簡単に変わらない。つまり，心と身体にとっては「新しい」自分よりも「今までの」自分の方が圧倒的に心地よいということである。それは，「今までの」自分が何度も繰り返し練習してモノにしてきた習慣で成り立っているのだから当然である。そのため，「新しい」取り組みをしようとしても，気づいたら「今までの」取り組みをしてしまっていることが多い。大切なことは，このことを理解した上で，「新しい」取り組みを意識して何度も繰り返し練習し続けることが大切である。そうすることで新しい振る舞いや考え方が習慣化し，「新しい」自分が「当たり前の」自分になり，こころの健康を維持・増進させることができる。

（岡島 義）

文 献

Antypa, N., Verkuil, B., Molendijk, M., Schoevers, R., Penninx, B. W. J. H., & Van Der Does, W. (2017). Associations between chronotypes and psychological vulnerability factors depression. Chronobiology International, 34, 1125-1135, 2017.

Daniel J. Buysse, D. J., Angst, J., Gamma, A., Ajdacic, V., Eich, D., & Rössler, W. (2008). Prevalence, course, and comorbidity of insomnia and depression in young adults. Sleep, 31, 473-480.

古谷彰子・柴田重信 (2017). 食べる時間を変えれば健康になる：時間栄養学入門. ディスカヴァー・トゥエンティワン.

Hertenstein, E., Feige, B., Gmeiner, T., Kienzler, C., Spiegelhalder, K., Johann, A., … Baglioni, C. (2019). Insomnia as a predictor of mental disorders: A systematic review and meta-analysis. Sleep Medicine Reviews, 43: 96-105.

厚生労働省 (2000). 健康日本21：休養・こころの健康. https://www.mhlw.go.jp/www1/topics/kenko21_11/b3.html（2019年12月10日）

Krause, A. J., Prather, A. A., Wager, T. D., Lindquist, M. A., & Walker, M. P. (2019). Journal of Neuroscience, 20, 39-2291-2300.

Okajima, I., Komada, Y., Nomura, T., Nakashima, K., & Inoue, Y. (2012). Insomnia as a risk for depression: A longitudinal epidemiological study on a Japanese rural cohort. Journal of Clinical Psychiatry, 73, 377-383.

Watanabe, N., Furukawa, T., Shimodera, S., Morikuma, I., Katsuki, F., Fujita, H., … Perlis, M. L. (2011). Brief behavioral therapy for refractory insomnia in residual depression: An assessor-blind, randomized controlled trial, Journal of Clinical Psychiatry, 72, 1651-1658.

第5章

ストレスと心身相関を理解する

I ストレスとは

1. ストレッサーとストレス反応

　心の健康教育を学び，実践するうえでストレスの理解は大前提といえるだろう。本章では，ストレスと心身相関，心身医学的治療について解説する。

　ストレスは，「物体に圧力を加えることで生じるゆがみ」を意味する物理学の言葉であったが，1936年，カナダの生理学者 Selye が，「ストレス学説」を発表したことから，多くは医学・生理学的な意味でストレスが用いられるようになった。そして現代では，精神的・肉体的に負担となるあらゆる環境刺激によって引き起こされる生体機能の変化（ストレス反応）を指すようになった。また，外部からの刺激や要因をストレッサー（ストレス要因）と呼んでいる。代表的な心理学的ストレスモデルである Lazarus らの認知的評価理論によれば，ストレスはさまざまな要因から構成されるシステムであり，ストレッサーとストレス反応を媒介するものとして，認知的評価とコーピングの働きが重視されている。

　ストレスを受けた時に起きる反応は，心理面と身体面と行動面，三つの面に表れるとされている。もっともよく見られる心理的ストレス反応は抑うつと不安であるが，それらは，程度がひどいか長く続く場合には，不安症状や抑うつ症状をきたす。それ以外にも，怒りや緊張，気持ちの切り替え能力の低下，心気的傾向，健康感・幸福感の喪失，自己効力感や自尊心の低下が見られる。また，ストレスにより食習慣，運動習慣，喫煙飲酒などの生活習慣が乱れること

は，よく知られている。そして，それらが糖尿病やメタボリックシンドローム
など，肥満やインスリン抵抗性と直結している病態の発症や悪化につながる可
能性があるというのも明らかである。ストレッサーと身体疾患の間を結ぶのは，
自律神経内分泌，免疫系を含む生体機能調節系である。これらの機能がストレ
スによって乱れることにより，高血圧や動悸などの症状を引き起こす。

　しかし，場面によって，たとえば熊に遭遇するという場面では，血圧や呼吸
数を上げなければならない。なぜなら，逃げなければならないからである。逃
げるためには脈も血圧も上げて，呼吸を速くして酸素を取り込み，交感神経系
が賦活した状態が必要となる。身体的なメカニズムとしては，交感神経系が賦
活した状態も必要な状態なのである。しかしながら，このような危機や興奮状
態が長く続けば，既述したような重大な疾患を引き起こし兼ねない。それを避
けるためには，程よいストレスの状態にするための，ストレスとのつきあい方
が重要になる。

2．コーピング理論

　Lazarus が 1984 に発表した認知的評価理論によれば，ストレス反応に影響
を与える要因として，出来事の個人的な意味合い，すなわちストレスに対する
一次評価と二次評価ならびにストレスへの対応（ストレスコーピング）のあり
方が大きいことを示した（図5-1）。一次的評価とは，ストレッサーにさらされ
たとき，それがどのくらい自分にとって害をもたらすか，脅威となるかの評価
が行われる。このとき，落ち込み，不安，怒り，イライラなどネガティブな情
動が喚起される。二次的評価では，そのストレッサーに対し，ストレスを軽減
する方向でコントロールできるか否かの対処可能性の評価がされる。つまり，
われわれはストレッサーに直面したとき，自分の能力，過去の経験，自分の価
値観などをもとに，ストレッサーの種類，強さの程度，解決の困難性などを評
価・認知する。解決の困難性が高ければ心理的な負担を感じ，さまざまな心理的・
身体的なストレス反応を示すが，同時にストレッサーを解決するために，ある
いは心理的な負担感を減らすために何らかの行動をとる。これがストレス対処
行動（ストレスコーピング）である。ストレスコーピングには大きく分けて問
題焦点型コーピングと情動焦点型コーピングがあり，その他に認知的再評価型
コーピング，社会的支援探索型コーピング，気晴らし型コーピングなどがある。

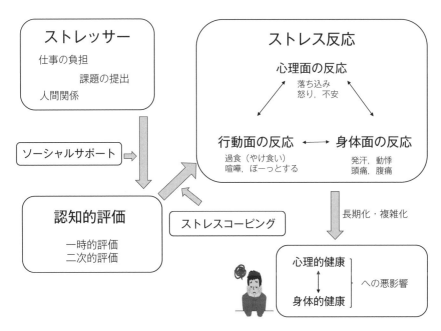

図 5-1　ストレッサーとストレス反応

1) 問題焦点型コーピング

直面している問題に対して，自分の努力あるいは周囲の協力を得て解決したり，対策を立てるような対処行動をさす。また，自分の能力ではどうにもならない場合，担当を変わってもらったり，配置転換をしてもらうような回避行動も，広い意味での問題焦点型コーピングに含まれる。

2) 情動焦点型コーピング

情動焦点型コーピングには二つの種類がある。一つ目は，失敗して取り返しがつかない場合や大切な人を亡くした場合など，今となっては解決や対応の方法がなくどうにもならない場合に，怒りや不満，残念な気持ち，悲しみなどの感情を誰かに話して感情を外に表出し，聴いてもらうことによって気持ちを整理するような感情発散型のコーピングである。二つ目は，不満や怒り，悲しみなどを誰にも話さず自分の心のなかに抑圧してしまう感情抑圧型コーピングである。前者のほうが精神健康に対してはよい方向に働き，ストレス関連疾患の

発生を予防する効果があることが知られている。

3) 認知的再評価型コーピング

　直面している困難な問題に対して，見方や発想を変えて，よい方向（前向き）に考える，あるいは距離を置くなど，認知の仕方を再検討して新しい適応の方法を探すような対処行動を指す。前向き思考，ポジティブシンキングなどとも呼ばれている。

4) 社会的支援探索（あるいは要請）型コーピング

　問題に直面したとき，上司や同僚，家族，友人などに相談したり，アドバイスを求めたりする対処行動で問題焦点型コーピングにつながる場合がある。また，つらい状況を信頼できる人に話し，慰めてもらったり励ましてもらったりすることで気持ちが楽になり，心理的安定を得られるようになる情動焦点型コーピングにつながる場合がある。

5) 気晴らし型コーピング

　運動，趣味，レジャー，カラオケ，温泉浴など，いわゆるストレス解消法と呼ばれるもので，気分転換，リフレッシュなど，日常の苛立ちごとによるストレス解消に対しては有効な対処行動である。そのほか，リラクゼーションの技法，ヨーガ，座禅などもストレス軽減法として有効である。

　これまでのストレスコーピングに関する研究で，人は問題解決の可能性がある場合は，問題焦点型コーピングを選択し，失敗や親しい人をなくしたときなど，今となっては問題解決の可能性がないか，非常に低い場合は情動焦点型コーピングを選択することがわかっている。しかし，コーピングのあり方というのは，どれが良いということではなく，場面や状況によってバランス良く使っていくことがもっとも重要だといえよう。

Ⅱ　心身相関

1. 生理学的測定法

　ストレス反応は心理面，身体面，行動面に出現することは説明したが，それらは密接に関与し合うことも少なくない。特に，心理面の反応は何らかの身体的変化を引き起こし，また逆に，身体的変化は何らかの心理的反応を引き起こ

す現象があり，それを心身相関と言う。心身相関のメカニズムとしては，内的・
外的刺激によって大脳辺縁系で引き起こされた欲求や情動が大脳新皮質の働き
により適切に処理されない場合に，視床下部に影響が及び自律神経系および内
分泌系に変調をきたし，さまざまな身体症状が出現するという過程が考えられ
ている。他に，条件付けにより出現するというメカニズムが考えられている。
こういった心身相関の把握は，心拍数や血圧，呼吸数，筋緊張，体温，発汗，
脳血流量などの生理学的指標を用いて行うこともできる。ここでは特にこれま
でに研究が多い指標として，心拍変動および精神性発汗について詳細を述べる。

1）心拍変動

　心拍変動（heartrate variability：HRV）は心拍の拍動リズム（R － R 間隔）
の経時的なゆらぎのうち，洞結節に対する自律神経入力のゆらぎを主な起源と
するものであり，非侵襲的な心血管系の自律神経機能の指標として頻用されて
いる。HRV の解析方法には，時間領域の解析，周波数領域の解析などがある。
時間領域解析は R － R 間隔の標準偏差などを評価するもので，抑うつ障害や
不安症患者では安静時の HRV が低下しているとの報告がある。代表的な周波
数解析であるスペクトル解析では，HRV の周期的成分のパワーが周波数ごと
に得られる。パワースペクトル上でピークとして見られる主要な成分として低
周波成分〔low frequency（LF）〕，高周波成分〔high frequency（HF）〕がある。
LF 成分は交感神経機能・副交感神経機能の両方を反映している。一方，HF
成分は純粋な副交感神経機能（迷走神経機能）のみを反映する。簡易的な交感
神経機能指標として LF 成分と HF 成分の比（LF ／ HF ratio）が用いられる。
これは体位や呼吸数による影響も受ける。

2）精神性発汗

　発汗反応は発生要因から，温熱性発汗と精神性発汗に大別される。温熱性発
汗は外気温上昇や運動などの温熱負荷により全身の皮膚のエクリン腺で発現
し，視床下部の温熱中枢により制御される。一方，精神性発汗はストレスや不安，
痛みなどの精神性刺激により，主に手掌，足底，顔面，腋窩の皮膚のエクリン
腺およびアポクリン腺で瞬時に発現する。精神性発汗の中枢機構には情動と密
接に関係する大脳辺縁系や視床下部，大脳皮質の前運動野などが関わり，末梢
のコリン作動性交感神経やアドレナリン作動性交感神経を介して発汗が発現す
ると考えられている。精神性発汗の測定法としては，換気カプセル法や皮膚電

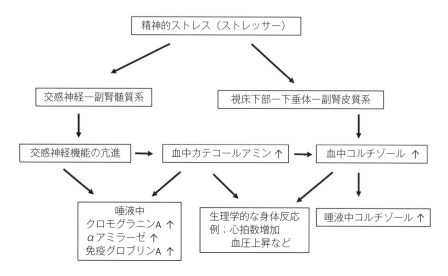

図5-2　身体面におけるストレス反応のメカニズム

気活動の測定が利用されている。

　これらの測定法は，一般的に高価で持ち運びのできない計測機器を必要とする。一方，人体へのさまざまな刺激に対する生体反応を，血液や尿唾液中の化学物質から定量的に読み取るバイオマーカーの測定が，より利便性の高い方法として研究が進んでいる。交感神経系や内分泌系に直接・間接的に関与するバイオマーカー中には，ストレスの強度に応じて濃度が顕著に変化するものがあり，ストレスマーカーとも呼ばれる。生体がストレスを受けると，交感神経－副腎髄質系，視床下部－下垂体－副腎皮質系の二つのストレス応答系の活動が高まり，各々カテコールアミン，コルチゾールが分泌され，体温や心拍数，血圧，血糖上昇を引き起こす（図5-2）。従来，血液中のカテコールアミンやコルチゾールがストレスマーカーとして頻用され，その代謝産物や分泌に関連する化学物質もストレスマーカーの候補と考えられている。しかし，血液は採取方法自体が侵襲的であるため，それ自体が精神的ストレス負荷となり結果に影響を及ぼす可能性が高い。一方，唾液は血液と異なり非医療者でも簡便に採取でき採取場所が限定されず，採取もストレス負荷にならないといった利点がある。一般に交感神経刺激により唾液タンパク質の分泌が増加し，副交感神経刺激により

唾液分泌量が増加する。唾液中のコルチゾール，αアミラーゼ，クロモグラニンA，免疫グロブリンAがストレスマーカーとしての可能性が報告されており，各々に利点，欠点がある。

2. 心身症とは

　心理面の反応は，身体的変化をもたらすことは既述のとおりであるが，次に心理面の反応やストレッサーが身体疾患にどのように影響するかを見てみたい。

　身体疾患の発症や増悪に心理社会的要因が関与するということは1930年代から研究が行われてきた。しかし，バセドウ病の発症・経過とストレスの関連や，心血管系疾患の発症・経過と心理社会的因子の関連が証明されたのは，最近のことである（Yoshiuchi et al., 1998）。

　日本心身医学会が1991年に発表した「心身医学の新しい診療指針」では，「身体疾患の中で，その発症や経過に心理社会的因子が密接に関与し，器質的ないし機能的障害が認められる病態」を心身症と定義した。ただし，この心身症の定義においては，神経症やうつ病など，他の精神障害に伴う身体症状は除外するとしている（日本心身医学会教育研修委員会，1991）。なお，心身症は独立した疾患名ではなく，病態名であるため病名を記載するに当たっては，たとえば「片頭痛（心身症）」とする。心身症の考え方は1977年にEngelが提唱した「生物・心理・社会医学モデル」に基づくものである。Engelはこのモデルを通して，疾患が単一の病因で起こるものではなく，体と心，社会の相互作用の中で生じるものであり，各要素を切り分けて考えることはできないと述べている（Holmed et al., 2006）。

　心身症は大きく分けて三つのカテゴリーに分類される（小牧他，2006）。一つ目はストレスにより身体疾患が発症，再燃，悪化，持続する群であり，これは狭義の心身症にあたる。これは，生活上のライフイベントの変化や日常生活のストレスが疾患に影響を与えている場合があてはまる。二つ目は，身体疾患に起因する不適応を引き起こしている群である。身体疾患の中でも特に，気管支喘息，アトピー性皮膚炎，クローン病，悪性腫瘍などの慢性疾患では，慢性再発性に経過し改善の見通しが立ちにくいことが少なくなく，治療にかかる負担が大きい。それらによって，心理的苦痛や社会的・職業的機能の障害が生じ，心身医学的な治療の対象となる場合がある。三つ目は，身体疾患の治療・管理への不

適応を引き起こしている群である。心理社会的要因によって服薬や医師からの指導を守れず，治療や経過に著しい影響を与えている場合がこれにあたる。

3. 心身医学的病態の把握

　心と身体の両面からのアプローチが必要な心身症の治療においては，医学生物学的な視点だけでなく，心理・社会学的な視点でも病態を考えることになる。なぜなら「片頭痛」の患者であれば適切な処方と生活指導によって改善が見られるが，「片頭痛（心身症）」の場合，「片頭痛」の治療だけを行っていても，その増悪要因となる心理社会的要因へのアプローチを同時に行わないと改善しないことも多いからである。そこで，体重や血液検査データ，食事摂取の内容と量といった医学生物学的な情報以外にも多面的に情報を収集することとなる。心理社会的要因として把握・評価が必要なもののうち，主要なものをあげる。

1) ストレス，ストレッサーとストレス反応

　先に述べたとおりストレスはストレッサーとストレス反応に分けられる。ストレス因子は，頻度は高くないが一つひとつのインパクトが大きい「ライフイベント」（例：失業，身近な人の死）と，日常生活上の比較的軽いストレス因子である「日常のいらだちごと」（例：職場の人間関係や家庭内の不和，仕事上の負担）に分けて考えるとわかりやすい。結婚や昇進といった一見肯定的な生活変化も，ストレス因子になりうることには注意が必要である。また，ストレス因子からストレス反応への間に介在する過程として，一次的評価（それをどの程度脅威と感じるか），二次的評価（どの程度対処可能と感じるか）によってストレス反応は異なる。したがって，ストレス因子の性質を把握するとともに，患者本人がどのようにそれをとらえているかを把握することも重要であるといえる。一方で関連を自覚できていないこともまれではないため，本人が関連を自覚していない場合，関連について否定的に考えている場合も想定して，自覚の有無とは別に，疾患の発症や経過上の重要な時点でストレス因子になりうるものがなかったかを確認することが有用である。

2) ソーシャルサポート（社会的支持）

　ソーシャルサポートとは，他者から提供される有形・無形の援助のことであり，主には家族や友人，職場の同僚等からのサポートのことである。これには，

具体的に悩みごとを相談したり，困っていることの解決の具体的な手助けをしてもらったりというだけでなく，一緒に喜んだり悲しんだりして感情を分かち合ったり，称賛をしてくれたりする，いわば「心の支え」のような関係も含まれる。ソーシャルサポートを把握する際には，資源としてどれだけあるかというだけでなく，それらをどの程度患者本人が利用できているかという視点での評価も重要である。たとえば，同居家族や接点のある友人などは複数いるにもかかわらず関係が希薄で援助を求められていないような場合は，資源はあるが何らかの理由で利用できていない可能性がある。ソーシャルサポートを把握する場合には，家族歴や生活歴の聴取のなかで併せて尋ねるとスムーズであろう。

3）ストレス対処行動（コーピング）

　ストレスコーピングの方法について記述のとおりである。コーピングについて聴取する際に大切なことは，状況に応じてさまざまな対処行動をとることのできる柔軟性があるかどうかである。そのため対処行動のレパートリーの豊富さ，どのような対処行動を患者本人がとりがちかを把握する。ストレス対処行動は質問紙で評価するほか，本人に直接「強いストレスを自覚したときにはどうすることが多いですか」というように尋ねることもできるが，病歴を聴取するなかで，患者がストレス因子について言及したときに，実際にどのように対処したのかを尋ねると，自然な流れのなかで把握がしやすい。

4）解釈モデル

　解釈モデルとは，患者が自分の見方でみて，自分の言葉で表現し，自分の価値観で意味づけた，自分の病気についての考え方のことである。たとえば，病気の発生原因や機序についての理解，治療法の希望，病気に付随する心理社会的状況などが含まれる。とくに病気の機序についての理解や，治療法の希望については，医療者側の解釈モデル，すなわち医学的知識に基づく理解や，推奨される治療法と一致しないこともあり，その不一致が治療が進まない一因になりうる。まずは，「医療者側の解釈モデルと患者の解釈モデルが異なるかもしれない」という意識をもって，患者の解釈モデルを把握すること，そしてもし不一致がある場合でも，ただそれを否定するのではなく，尊重しながら，一致させていくことが重要である。

5) 性格傾向，パーソナリティ

性格傾向やパーソナリティの評価についてはさまざまな理論の枠組みがあり，代表的なものとしては「神経症傾向」，「外向性」，「経験への開放性」，「協調性」，「誠実性」の五つの特性で構成するビッグファイブ理論がある。また，交流分析の理論に基づいたエゴグラムを活用して自我状態を把握することもよく行われる。

6) 気分状態

気持ちの落ち込みや悲しみ・興味の喪失などの抑うつ，心配や落ち着かなさ・恐怖などの不安は，気分の状態として把握しておくべきであろう。程度や持続が著しい場合は，うつ病や不安症などの精神疾患の診断がつく可能性もありうる。

7) その他

このほかに，社会的状況として，職業や学業の状況，経済的状況なども病態の理解に重要となる因子である。また，一般に疾患や食行動の悪化に関与するような否定的要因に目を向けがちであるが，肯定的な要因や健康的な面についても患者の強みとして把握しておくことは重要である。たとえば，食べすぎのきっかけとなるようなストレッサーの把握は介入を考えていくうえでもちろん有用であるが，一方で「家族や友人が親身になってくれ，サポートが期待できる」，「仕事への慣れが早く業績評価も良い」といった情報が得られれば，今後介入していくにあたり，患者自身のもつ強み・資源として活用していくことが可能だからである。

8) 病態の整理

医学生物学的視点，心理社会的要因のそれぞれから収集した情報を図5-3のように整理した。その患者をとりまく問題点や治療に生かせる点などを医学生物学的視点（Bio），心理的側面（Psycho），社会的側面（Socio）に分けてまとめ，患者のコーピングスタイルや自己解釈モデルを書き込んだものである。情報のまとめ方にはさまざまな方法があると思うが，情報をまとめるということは，治療者自身の情報の整理になるだけでなく，治療方法の選択やプランを立てるうえでも重要なステップとなる。加えて，同じチームで働く治療者や多職種の医療者と情報を共有するうえでも役立つため，収集した情報をまとめて整理するスキルは臨床家には必須だろう。

Bio	Psycho	Socio
1．片頭痛 　（14歳頃から） 2．随伴症状として嘔吐	1．気持ちの落ち込み 2．不安感 3．完璧主義な性格	1．入社1年目 2．一人暮らし 3．周りに頼れる人が少ない 4．大学受験の時も片頭痛が 　悪化したことがある

【ストレスコーピング】
・元々は友人と外出したり話をして発散する
・今は疲れて外出もできず，休日は寝ていることが多い

【解釈モデル】
・社会人になり一生懸命仕事に慣れようと頑張りすぎて頭痛に影響して
　いるかもしれない
・以前にもストレスが強くなって頭痛がひどくなったことがあるので，
　頭痛を減らすだけではなく予防したい

図 5-3　心身医学的治療における病態整理表

4．心身医学的治療

　うつ病をはじめとした精神疾患や頭痛や過敏性腸症候群といった慢性疾患と
ストレスは大きく関係があることは周知の通りだろう。このような疾患の治療
は，まず薬物療法が第一選択として挙げられるが，薬物を使わない心身医学的
な治療法も一定の効果が得られることがわかってきている。

　心身医学的な治療法には，二つの側面があると考えられている。一つは，発
症および症状の持続に心理社会的因子が関与している可能性が考えられるた
め，この部分への介入を行うことにより，症状の発症・持続因子を除去し，症
状を軽減させるという側面である。もう一つは，症状に対する対処法の習得に
より，症状によって引き起こされている社会生活への悪影響（たとえば，頭痛
により活動が障害されてしまうことなど）の軽減を図ることである。

　心身医学的治療を効果的に行うためには，良好な治療者・患者関係の確立（ラ
ポールの形成）と治療への動機付けが前提となる。ラポールの形成のためには，
患者の訴えや悩みによく耳を傾け（傾聴），患者の立場に立ってそのつらさや
苦しさを理解するように心がけ（共感），温かく誠実に患者に接する治療者の

態度（支持）が大切である。

　患者の動機付けを高めるためには，真の意味で病気を克服するのは患者本人であることを伝え，そのためには治療者は援助を惜しまず一緒に問題の解決をする態度を示すように心がける。さらに心身症患者の治療においては単に病的な部分を除去し，修復すればよいという旧来の「医学的モデル」では不十分であり，患者の心理的側面について内発的な成長を促す，あるいは成長を待ち，見守るような「成長モデル」として捉えることも大切であると言われている。具体的な心身医学的治療としてはその身体疾患や症状によって生活指導や薬物療法，各種心理療法などが行われる。たとえば，緊張型頭痛や片頭痛に対してはリラクセーション法やバイオフィードバック療法，認知行動療法などが効果を示すことが分かっている（Penzien et al., 2002）。この場合，それぞれの治療が症状を軽快させるのみではなく心理的負担や QOL の改善にも効果が認められている。また，心身医学的治療の中核として自律訓練療法，行動療法，交流分析が挙げられている。交流分析は，Berne が，精神科医として，人の心理的問題や病理，その原因の分析に主眼を置くのではなく，患者の変化する力を積極的に支持，援助，促進する方法を重視して開発したパーソナリティ理論とそれに基づいた心理療法理論である。自律訓練法はドイツの精神科医 Schultz によって開発された心理療法である。催眠法が他者により誘導されるのに対して，自律訓練法は自己調整（セルフコントロール）法であることが特徴の一つである。行動療法とは学習理論を基盤とする行動変容を目指した心理療法である。それぞれの心理療法についての詳細は他章あるいは成書をあたっていただきたい。

　心身医学的治療を行うにあたっては，心身両面からその病態を把握し，治療目標と治療方針を決定することがまず必要である。病歴を聴取しながら「患者が何にこまっているのか」，「どうなりたいと思っているのか」，「短期的あるいは長期的に何が実現可能なのか」，「その目標を実現するために治療者はどんなサポートをすればよいのか」を治療者が的確に把握し，患者と共有することが重要である。

III　まとめ

　本章では，ストレッサーが心理，行動，身体面に及ぼす影響，心理的反応が身体面や身体疾患に与える影響，心身症とその治療について概説した。しかし，ストレスは必ずしも悪いものではなく，そのとらえ方を変えたりや適切なコーピングをとったりすることでよい効果ももたらす。たとえば，程よい緊張状態は，仕事の効率を上げたり，集中力を高めたりするなど，パフォーマンスを向上させる効果をもたらすことが知られている。程よいストレスがかかった状態にするために，ストレスをよく知り，コントロールすることが肝要といえよう。

（小田原幸）

文　献

Holmed, S. D., et al., (2006). Mental Stress and Coronary Artery Disease.; A Multidisiplinary Guide. Progress in Cardiovascular Diseases, 49, 106-122, 2006.

小牧　元, 久保千春, 福土　審編 (2006). 心身症診断・治療ガイドライン　2006. 協和企画.

日本心身医学会教育研修委員会編 (1991). 心身医学の新しい治療指針. 心身医学, 31.

Penzien, D. B., Rains, J. C., Andrasik, F. (2002). Behavioral management of reccurent headache ; three decades of experience and empiricism. Applied Psychophysiology and Biofeedback, 27, 163-181.

Yoshiuchi, K. et al., (1998). Stressful life events and smoking were associated with Graves' disease in women, but not in men. Psychosomatic Medicine, 60, 182-185.

第**6**章

ストレスマネジメントの原理

I　ストレス研究からストレスマネジメントへ

　Selye が 1930 年代に心理学領域でストレスという用語を用いてから現在に至るまで，世界中で心理的ストレスに関する研究が数多く行われている。先行研究によって，人は性別，年代，職業等にかかわらず，何らかの心理的ストレスを経験していることが明らかになっている。また，学術領域だけでなく，「現代はストレス社会」といった表現や育児ストレス，介護ストレスなどの言葉が新聞やニュースでも用いられるように，社会的な問題として「ストレス」が取り上げられることも少なくない。

　このように，世間一般においてストレスはネガティブなものとしてとらえられており，心理的ストレス研究の領域においても，そのほとんどが個人の心身の健康に及ぼすストレスのネガティブな影響について着目し，解明が試みられてきた。その結果，ストレス体験によって，心理面と身体面の両側面にネガティブな諸反応が生じることや心身の疾患に罹患しやすくなることなどが分かっている。したがって，ストレスは個人の心身の健康を脅かす有害なものといえ，「なければよいもの」「排除した方がよいもの」と考えることができるであろう。

　しかし一方で，デイリーハッスル（daily hassles：日常苛立ち事）の概念に代表されるように，個人のストレス源となるネガティブな刺激・できごとは，誰もが日常生活で経験する身近なものであり，それらを全て除去することは現実的ではない。また，ストレスには否定的側面（distress：ディストレス）だけでなく，肯定的側面（eustress：ユーストレス）もあると考えられており，

適度なストレス状態は，個人のパフォーマンスを高めたり活動のエネルギー源になるなど，ポジティブな体験にもなる。

　以上を踏まえると，個人の心身の健康やQOL，真の幸福を目指すためには，ストレスを「排除する」のではなく，「適切にコントロールし，乗り越えていく」ことが重要だといえるであろう。ストレスマネジメントとは，このような考え方に基づいている。

Ⅱ　ストレスマネジメントとは

　ストレスマネジメントとは，個人のストレスを適切にマネジメントすることであり，ストレス状態の改善やストレス反応の軽減を目的とした取り組みである。適切なストレスマネジメントを行うことで，個人のメンタルヘルス不調の予防や改善が可能となり，心身の健康の保持増進やQOLの向上が期待される。

　具体的な方法には，不安，緊張，怒りなどのストレス反応の軽減を目的としたリラクセーション技法や，Lazarus & Folkman（1984，本明・春木・織田監訳，1991）の心理学的ストレスモデルに基づいた包括的・予防的なアプローチがある。近年では，心理的ストレス過程全体（ストレッサー，認知的評価，コーピング，ストレス反応）を働きかけのターゲットとする後者のアプローチが主流であり，リラクセーション技法のみを用いる方法は狭義のストレスマネジメントと位置づけられている。

　また，明確にストレスマネジメントとして取り上げられてはいないものの，ソーシャルスキルトレーニングやアサーショントレーニングは対人関係ストレスをマネジメントする機能を持っている。また，抑うつ予防プログラムは主に認知の変容によって抑うつ感情の軽減・予防を目的としたものであり，怒り感情のコントロールを目指したアンガーマネジメントもプログラムとして確立している。これらは，特定のストレス場面（対人関係）やストレス反応（抑うつ，怒り）に焦点化しているものの，いずれも広義のストレスマネジメントとして位置づけることが可能であろう。さらに近年では，マインドフルネス技法を用いたもの（マインドフルネスストレス低減法）も注目されており，ストレスマネジメントの手法は広がりと発展をみせている。

　また，ストレスマネジメントプログラムは保健医療，教育，産業をはじめと

したあらゆる分野で，子どもから高齢者に至るまで多様な対象者に実施されている。その目的も，健康な個人（一次予防）や問題を抱えるリスクが高い者（二次予防）を対象とした予防的なものから，すでに問題を抱えた者に対する治療的なもの（三次予防を含む）まである。さらに，阪神淡路大震災以降は災害ストレスに対するストレスマネジメントが注目され，被災地で活用されるなど，ストレスマネジメントプログラムは幅広く汎用性の高い心理支援法として用いられている。

Ⅲ　ストレスマネジメントプログラムの構成要素

　現在行われているストレスマネジメントプログラムの多くは，第5章で述べたように，Lazarus & Folkman（1984，本明・春木・織田監訳，1991）の心理学的ストレスモデル（トランスアクショナルモデル）の枠組みに基づいている。この理論では，個人の心理的ストレス過程として「ストレッサーの経験」→「認知的評価」→「コーピングの実行」→「ストレス反応の表出」といった流れが想定されている。そして，表6-1のように，それぞれの要素に対する働きかけが考えられる。このように構成要素に分けてとらえることで，ストレス反応の軽減を目的とした働きかけ・心理支援の視点が明確になる。同時に，複数の選択肢を提示することが可能となるため，支援対象となる個人の特徴や状況等に応じた，より効果的なアプローチを行うことができるといえる。

1. ストレッサー

　ストレッサー（stressor）とは，ストレス反応を生起させる刺激やできごとのことである。数多くの心理的ストレス研究において，ストレッサーの経験頻度が高いほどストレス反応の表出が高くなることが報告されており，ストレッサーの経験が少なくなればストレス反応の低減が期待できる。そのため，環境調整等を行うことでストレッサーそのものを減少・除去することはストレスマネジメントの一つの視点となる。しかし，必ずしも全てのストレッサーを取り除くことができるわけではない。したがって，同時に認知的評価，コーピング，ストレス反応といった他の構成要素への働きかけも重要になってくる。

表6-1　心理的ストレスモデルの構成要素とストレスマネジメントプログラムの視点

構成要素	心理支援
ストレッサー	環境調整などによるストレッサーの減少・除去
認知的評価	認知的技法によるストレッサーのとらえ方の変容
コーピング	効果的な対処の実行について習得
ストレス反応	リラクセーション技法の習得

2. 認知的評価

　認知的評価（cognitive appraisal）とはストレッサーに対する考え方・捉え方を指す。同じできごと（ストレッサー）を経験した場合であっても，誰もが同じストレス反応を表出するとは限らない。たとえば，上司にミスを注意された際に，「注意をされて自分の評価は下がってしまった」などと落ち込む人もいれば，「この程度のミスで注意されるなんて憤慨だ」と怒りを感じる人もいるであろう。あるいは，「ちょっと注意されたくらい何でもない」と気にしない（ストレス反応を表出しない）場合もある。このように同様のストレッサーに対しても，ストレス反応の表出の有無や程度，あるいは表出されるストレス反応の種類等は異なり，これらの違いを生じさせる要因の一つが認知的評価である。

　認知的評価は，一次的評価と二次的評価の二種類から構成されている。一次的評価は「影響性の評価」であり，経験したストレッサーが自分の生活や人生などにどの程度の影響力をもつかに関する認知である。できごとを自分にとって重要で意味あるものととらえ，解決する必要があると評価するほど，そのストレッサーのストレス価は高くなり，ストレス反応の表出も高まる。逆に，できごとが自分にとってそれほど重要ではなく，そのまま解決しなくても構わないととらえる場合は，ストレス反応はあまり表出されない。つまり，ストレッサーに対する一次的評価が高いほど，ストレス反応の表出が高まるといえる。前述の上司から注意された例でいえば，「注意によって自分の評価が下がった」や「注意されるなんて憤慨」という考えは，いずれも「上司から注意される」というできごとを「自分にとって重要で，どうでもいいとは思えないもの」ととらえている。一方，「注意されても何でもない」という考えは，注意されたことは大して重要なことではない，というとらえ方である。つまり，最初の2

人は一次的評価が高く，一方で3人目は低いといえ，それに伴ってストレス反応の表出の程度が異なってくる。

これに対して，二次的評価は「コントロール可能性の評価」あるいは「対処可能性の評価」である。具体的には，効果的な対処方法に関する見通し（ストレッサーの原因や解決方法が分かっている）や対処の遂行と問題解決への自信（その対処方法を実行して解決できるだろう）に関する認知であり，二次的評価が高いことでストレス反応は低減する。たとえば，前述の上司からミスを注意された場合に，「ミスの原因は分かっているし，同じミスは繰り返さない自信がある」と考えれば，ストレス反応の表出は抑制される。一方で，「気を付けているのにミスしてしまう。またミスしそうだ」などと，ストレッサーに対する対処への見通しや自信が低い場合には，ストレス反応は高まるといえるであろう。

三浦（2002）は中学生の認知的評価について検討した結果，一次的評価が高いほどさまざまなストレス反応の表出が高いことに加えて，一次的評価と二次的評価のいずれもが高い生徒は，一次的評価が高くて二次的評価は低い生徒に比べて心身のストレス反応が低いことを報告している。

個人が日常生活場面で何らかのできごとを経験した際に，それが自分にとって意味のある重要なことと評価（一次的評価）すれば何らかのストレス反応が表出され，重要だと思えば思うほどストレス反応は高くなる。しかし同時に，そのできごとにうまく対処できると評価（二次的評価）することができれば，高いストレス反応は軽減・抑制される。したがって，ストレスマネジメントでは，個人の過度な一次的評価を低めることと，低い二次的評価を高めることがアプローチの視点となる。

3. コーピング

コーピング（coping）について，Lazarus & Folkman（1984，本明・春木・織田監訳，1991）は「負荷をもたらす，もしくは個人のあらゆる資源を超えたものとして評定された特定の外的，内的な要求に対応するためになされる，絶えず変動する認知的，行動的な努力である」と定義している。つまり，個人が何らかのストレッサーを経験した際に，それによって生じるストレス反応の軽減を目的として行う認知的・行動的対処がコーピングである。

表6-2　神村ら（1995）によるコーピングの種類

種類	内容
情報収集	問題解決に役立つ情報や資料を集めたり，人に聞いたり教えてもらう
計画立案	解決するために，どうしたらよいかを考えたり，いつ，何をやるか計画を立てる
前向き思考	自分のためになる，良い面があるなどと前向きに考えるようにする
気晴らし	好きなことをしたり，友達と楽しく過ごすなどして気分転換する
カタルシス	誰かに話を聞いてもらって，ストレス気分を発散する
放棄・あきらめ	どうしようもないとあきらめて，問題解決を放棄する
現実逃避	そのことについて考えないようにするなど，問題と向き合わずに避ける
責任転嫁	誰かのせいにして，自分は悪くないと考える

　従来のコーピング研究ではさまざまな種類のコーピング方略の存在が報告されており，たとえば神村ら（1995）は「情報収集」「計画立案」「前向き思考」「気晴らし」「カタルシス」「放棄・あきらめ」「現実逃避」「責任転嫁」の8つを見出している（表6-2）。一方，Lazarus & Folkman（1984，本明・春木・織田監訳，1991）は，ストレッサーの解決や除去を目的とした「問題焦点型対処」と，ストレス反応の軽減をねらいとした「情動焦点型対処」に大別している。神村ら（1995）の8種類のコーピングが「ストレッサーに対してどのようなことを行うか」というコーピングの具体的な内容であるのに対して，Lazarus & Folkman（1984，本明・春木・織田監訳，1991）の区分は「何を目的としているか」といったコーピングの機能に着目した視点であるといえる。したがって，たとえば「情報収集」や「計画立案」は問題焦点型対処，「気晴らし」や「カタルシス」は情動焦点型対処などと分類することが可能であり，逆に「問題焦点型対処」や「情動焦点型対処」には，多様な内容のコーピング方略が含まれるといえる。ストレスマネジメントを考える際には，上記2つのいずれもが重要な視点であるといえる。

4．コーピングレパートリーと柔軟性

　前述したようにコーピングにはさまざまな種類の方略があり，コーピング研究の領域では，それぞれのコーピングとストレス反応の関連性について検討が行われてきた。その結果，ストレッサーからの逃避・回避的なコーピングはス

トレス反応を高める傾向にあることなどが示されている。

　しかし，特定のコーピングとストレス反応の関係については，必ずしも一貫した結果が得られているとはいえず，コーピングの種類によって一概にストレス反応の低減効果を論じることはできない。たとえば前述したとおり，一般的傾向としては逃避・回避的なコーピングとストレス反応には正の関係性が報告されているが，失恋などの自分ではコントロール不可能な出来事に対しては，「考えないようにする」や「あきらめる」などの逃避・回避的なコーピングが適応的であるといえるであろう。つまり，コーピングの有効性はストレッサーの内容，強度，文脈などによって異なると考えられ，特定のコーピング方略だけでなく，多様な種類のコーピングを行えることが重要である。豊富なコーピングレパートリーを有していることによって，状況（ストレッサー）に即した効果的なコーピング方略を選択・実行することが可能になる。

　また，たとえばテストというストレッサーに対して，勉強するというコーピングに加えて「自分のためだから頑張ろう」と前向きに考えたり，勉強途中で気分転換をするなど，一つのストレッサーに対して複数のコーピングを用いて対処することは少なくない。また，勉強する中で自分では解決できない疑問点が生じたら教師や友人に教えてもらうなど，状況の変化に応じて実行するコーピングを追加・変更していくことであろう。

　このように，ストレッサーを経験した場合のコーピングの用い方（どのようなコーピングを組み合わせるか）や実行プロセス（実行の順番，実行したコーピングが有効ではない場合には別のコーピングに変更するなど）の柔軟性が重要だと考えられている。

　以上から，ストレスマネジメントプログラムでコーピングを取り上げる際には，特定の種類のコーピング方略を習得すると同時に，コーピングレパートリーの拡大や実行プロセスの柔軟性が重要な視点になる。

5．コーピングの有効性の見極め

　あるコーピングが有効に機能しているかどうかは，そのコーピングの実行によってストレス反応の表出が低減したかどうかで判断することができる。このときに重要な視点は，「どの時点における低減なのか」ということである。たとえば，レポート課題というストレッサーに対して「課題のことを考えない」

といったコーピングを行うことは，課題に対する憂鬱な感情を低減できるため，ストレス反応に対して有効に機能するコーピングであると考えられる。しかし，このようなコーピングを行ったまま時間が経過すれば，課題に取り組む時間が短くなり，「間に合わない。もっと早くから取り組めばよかった」などと，結果的にはストレス反応を増大させてしまうことにもなりかねない。一方，「課題に取り組む」というコーピングを行った場合は，課題を行うこと自体がストレッサーとなる可能性があり，コーピングを行うことで何らかのストレス反応が表出されることも考えられる。しかし，課題が終わればストレッサー自体が除去されるため，非常に効果的なコーピングといえるであろう。

　つまり，コーピングの有効性を考える際には，そのコーピングを実行したときだけでなく，その後少し時間が経過した時点でのストレス反応の状態についても考慮する必要がある。一般的には，情動焦点型対処はコーピング実行時にストレス反応を低減することに有効であるが，ストレッサーの解決・除去には直接的には結びつかない。一方，問題焦点型対処はストレッサーの解決・除去に効果的であるが，ストレッサーに直面するコーピングであるため，コーピング実行時にはストレス反応が表出される傾向にある。これらの特徴を踏まえると，一つのストレッサーに対して問題焦点型対処と情動焦点型対処を組み合わせて用いることによって，ストレス反応を軽減しながら，ストレッサーの解決を目指した対処を継続して実行することが可能になるといえる。

6. ストレス反応

　ストレス反応（stress responses）とは，ストレッサーによって引き起こされる心身の諸反応である。代表的な心理的反応には，イライラや怒り，不安や恐怖，抑うつ，無気力などがあり，身体的反応としては，心拍数の増加や血圧上昇などの生理的反応や腹痛，頭痛，不眠などがあげられる。

　ストレスマネジメントプログラムでは，ストレス反応へのアプローチとしてリラクセーション技法の習得があり，その代表的なものには呼吸法，漸進的筋弛緩法，自律訓練法がある。これらはいずれも心身相関のメカニズムに基づいた手法であり，ストレス状態では交感神経系が，逆にリラックス状態では副交感神経系がそれぞれ優位になるという自律神経系の反応に着目したものである。具体的には，呼吸や骨格筋の状態を意図的に調整することで，副交感神経

系が優位になった身体状態を目指す。

　いずれの方法も，眼鏡や時計などの身体を締め付けるものをできるだけはずし，座位や臥床の姿勢で行う。

7.　呼吸法

　不安や緊張を感じている状態では，呼吸は浅く速いものになる。一方で，リラックスしている際は深くゆったりとした呼吸となる。そのため，意図的に深くゆっくりと呼吸を行うことで心身のリラックス状態を作り出す方法が呼吸法である。呼吸の際には，息を吐き出している間や吐き出し切った状態でリラクセーション状態が深まる傾向にあるため，吸気よりも呼気を長くゆっくり行う方法が用いられる。具体的には，鼻から息を吸い，口から「フー」と吸気の倍程度の長さをかけて息を吐くやり方が多くみられる。また，呼吸をするときに前胸部や肩ではなく横隔膜を用いて行う腹式呼吸も多く取り上げられる手法である。仰向けに横になった状態では，特に意識することなく腹式呼吸を行うことができる。

8.　漸進的筋弛緩法

　ストレス状態によって緊張している筋肉の状態を緩めることで，心身のリラックスを目指す手法が筋弛緩法である。Jacobson が開発した方法では，全身の筋肉部位を複数に分けて，一つずつ緊張と弛緩を繰り返して（漸進的）いく。しかし，この方法だとターゲットである筋肉部位が細分化されて数が多いため，全身の筋弛緩を習得するまでに時間がかかってしまう。そのため，ストレスマネジメントプログラムでは，筋肉部位を腕，上半身，脚，顔面などとまとめて実施する簡易的な方法が一般的である。

　具体的なやり方は，まず筋肉に60〜70%程度の力を入れて筋緊張状態としてから（3〜7秒程度），一気に脱力して筋弛緩する。最初から脱力するのではなく，いったん筋緊張してから力を抜くことで，筋弛緩の状態を感じやすくできる。

　脱力後は，緊張−弛緩した部位に意識を向けて，弛緩してリラックスした状態を10〜20秒程度味わう。これを各部位について行っていく。最後に全身の筋緊張−弛緩を一度に行うことで，より深いリラックス状態を得ることもできる。

表 6-3　自律訓練法の公式

種類	公式の内容
背景公式	気持ちが落ち着いている
第 1 公式	両腕・両足が重たい
第 2 公式	両腕・両足が温かい
第 3 公式	心臓が静かに規則正しく打っている
第 4 公式	楽に呼吸をしている
第 5 公式	お腹が温かい
第 6 公式	額が心地よく涼しい

9.　自律訓練法

　自律訓練法は，Schultz によって開発された技法である。頭の中で「心が落ち着いている」や「重たい」などの言葉（公式）を繰り返しながら身体部位に意識を向けることで，心身をリラックス状態に導く。このとき，「重くなれ」などと積極的に取り組むのではなく，あくまでも身体状態の様子に意識を向けて感じる，といった「受動的注意集中」が重要だと考えられている。

　公式は背景公式から第 6 公式まであるが（表 6-3），ストレスマネジメントプログラムで取り上げる場合には，第 2 公式までであることが一般的である。第 1 公式の四肢重感練習では筋肉の弛緩状態を目指しており，第 2 公式の四肢温感練習は，リラックスして血液の流れが増加した状態を表している。自律訓練法は非常に効果的なリラクセーション技法であるが，禁忌や自律性解放状態などに十分注意して実施する必要がある。

（三浦正江）

文　献

Lazarus, R. S. & Folkman, S.（1984）. Stress, appraisal, and coping. New York: Springer Publishing Company.（ラザルス, R. S. ＆フォルクマン, S. 本明　寛・春木　豊・織田正美（監訳）（1991）. ストレスの心理学―認知的評価と対処の研究―. 実務教育出版）

神村栄一・海老原由香・佐藤健二・戸ヶ崎泰子・坂野雄二（1995）. 対処方略の三次元モデルの検討と新しい尺度（TAC − 24）の作成　教育相談研究, 33, 41-47.

三浦正江（2002）. 中学生の学校生活における心理的ストレスに関する研究. 風間書房.

第Ⅱ部

実践例から学ぶ心の健康教育

第**7**章

学校で取り組む心の健康教育

I 学校教育で必要な心の健康教育

　公認心理師という資格が誕生し，臨床心理士の四つの業務（心理査定，面接援助，コンサルテーション，研究・調査）との明確な違いの一つとして，心の健康に関する知識普及を図るための教育，情報の提供というものが加わった。健康教育といえば，慢性疾患者やその家族を対象に「病との上手なつきあい方」を提供する場合もあれば，疾患の重症化や進行のリスクが高い方々に正確な病気の知識や行動変容の技法を有してもらうことにより積極的な予防を達成するプログラムなどをイメージするかもしれない。だが本章では，そうした疾患予防の健康教育ではなく，問題を乗り越える力を育てることを目指す，学校教育本来の役割を活かした心の健康教育について取り上げてみたいと思う。

1. 学校における健康教育のムーブメント

　最近の学校現場における健康教育関連の書籍や論文には Positive Youth Development（PYD）という文字が使われていることが多い。PYD とは 2000 年代に入ってから急速に台頭してきた発達教育心理学における一連のムーブメントであり，児童・思春期の健康的な発達を促進する教育に関する理論的・実践的な知見を集約するフレームワークである。Larson（2000）はアメリカを中心とした西洋文明諸国における社会的成功と児童の発達の諸要素に関するエビデンスを統合することの意義を考慮して，PYD に向けた心理学的研究の統合を提案した。またほぼ同時期に，アメリカ・ナショナル・アカデミーサイエ

ンスが学校教育現場で行われている健康教育の実態を広く調査し，健康的な発達を促進する5つの要素を抽出して，これを"Five Cs"と名付けた（Eccles & Gootman, 2002）。"Five Cs"とは，Competence, Confidence, Character, Connection, Caring の五つのクラスタであり，今日では PYD の中心的な構成要素と考えられている。

　最近の発達科学は，単なる行動理論でも遺伝・成熟理論でもなく，個人と社会的文脈の関係を反映させた統合的発達理論の観点に立つものが主流であり，若年期にいかに良質な発達的資産を子どもに形成させるかという点に関心が寄せられている。この発達的資産のセットを PYD と呼んで，それらの獲得がもたらす効果について数多くの社会実証的研究やコミュニティ研究が集積されはじめている。PYD に必要な要件は論文によって少しずつ違うものの，次のようなキーワードが並ぶことが多い。すなわち，セルフコントロール，セルフレギュレーション，希望に満ちた将来予期，学校適応，社会的支援，両親との良好な関係と温かい見守り，教師やカウンセラーまたはメンターから受ける支援，援助要請行動，ストレングスベーストアプローチ，などである。

　この PYD の代表的な大規模実証研究として知られているものが 4-H 研究と呼ばれるもので，2002 年，全米 13 州において，小学校 5 年生 1,700 クラスと，その保護者 1,100 人を対象にして開始され，高校 3 年生になるまで 8 年間，追跡された。ここでいう 4-H とは，Head, Heart, Hand, Health の 4 文字の頭文字を取って名付けられ，学力以外の能力も含めた総合的な教育目標をセットにしたものである。これに参加した子どもたちは，学校の授業はもとより，放課後活動や家庭，社会教育などのあらゆる場面で，社会的スキルやリーダーシップ，養護保護的なプログラムに触れる機会を多く得た。4-H 参加者と非参加者（または非実施地域）の子どもを比較すると，社会貢献活動量は中学 1 年次以降，シチズンシップ活動は中学 2 年次からは毎年のように有意な差が開くようになり，学力に関しては中学 2, 3 年次と高校 2, 3 年次でそれぞれ有意差があった。健康行動（事故防止安全行動を含む）は中学 1 年次と高校 2, 3 年次でそれぞれ有意差が開いた。そしてメンタルヘルスの指標の 1 つである抑うつはプログラム開始 7 年目の高校 2 年次になって有意差が開きだした。しかし PYD 参加者全員に均等に抑うつ予防効果があったのではなく，参加者のうち 3.6%の子どもは中 2 くらいから高 3 にかけて CES-D が上昇し続けていた。一方で，6.2%

の子どもは小5の時点で高得点であったがその後安定して減少をし続けてノーマルレンジに収まるなど，いくつかの発達曲線ごとのグループに分かれていた（Bowers, P. et al. 2015; Lerner, R. M. & Lerner, J. M., 2013）。しかし，4-Hを論評する論文は総じて高評価であり，その後も子どもの成長に有益な結果が報告され続け，今日では50カ国が参加している（日本は参加していない）。9万人を対象にしたTaylorら（2017）のメタ分析によると，PYD（4-H研究が中心であるが，そう呼称していないそのほかのPYD研究も含んでいる）の成果は多岐にわたり，とくに効果量が大きかったアウトカムとして，学力や社会情動的スキルの向上，情動的ストレス，薬物使用，問題行動などの減少があげられている。

2.　非認知的スキルと社会性と情動の学習

　ノーベル経済学賞を受賞したジェームズ・ヘックマン教授（シカゴ大学）は，労働経済学の観点から，就学前の幼児に対する教育が就学後の教育の効果を強力に促進するとする論文を発表し，日本も含め世界の教育界から大きな注目を浴びた（Heckman, J. J., 2006; ヘックマン，2015）。この論文のデータベースはペリー就学前計画と呼ばれるもので，経済的に恵まれないアフリカ系アメリカ人の子どもを対象に，2年間に渡って教育系有資格者が家庭訪問を行って積極的な養護指導を行った1960年代のプロジェクトである。ヘックマンはこの参加者と非参加者を，その後40年間に渡って追跡調査して，高校卒業率，持ち家率，平均所得などが高く，婚外子を持つ比率や生活保護受給率，犯罪歴などが有意に低いことを明らかにしたほか，就学前教育を行ったことによる社会全体の投資収益率は最大17%というハイレベルの投資収益率が計算されたと報告した。そして，学習意欲や労働意欲，安定した情動，困難における忍耐や努力，ソーシャルサポートの活用など，いわゆる学力（かけ算ができるとか単語を知っているなどの直接的な学校の成績）とは異質の，社会で生きていく上で土台となる基礎的な能力を非認知的スキル（Noncognitve Skills）と呼んで区別し，この育成に社会的投資をするべきであると提唱した。ここでいう「認知」とは，心理学が研究対象としてきた「認知」そのものではないので，読者は少し混乱するだろう。ヘックマンは「認知」という言葉を，いわゆる「学力」とほぼ同義で使用している。それは，知識・思考・経験を獲得する精神的能力であっ

たり，獲得した知識を元に解釈し，考え，外挿する能力である。文部科学省は「学力」を①知識及び技能，②思考力・判断力・表現力，③学びに向かう姿勢の3要素からなるものと考えているが，このうち①と②は認知的スキルを中心としたものといってよい。一方で，困難にめげずに目標を達成する力（忍耐力，自己制御），他者との協働を可能にする力（コミュニケーション力や異文化理解などの体験），情動コンピテンシー（情動の理解や表出，共感力，情動コントロール力，自尊心，楽しさ，将来への期待など）といった能力を非認知的能力，あるいは非認知的スキルと呼んで区別している。こうした概念のほとんどは社会性と情動の学習（Social Emotional Learning：SEL）が取り扱う内容に重複している。PYD プログラムに含まれている要素は，上述の狭義の「学力」を除けば，さまざまな社会課題の解決，シチズンシップ教育やドラッグやアルコール，タバコなどのリスク行動に関する教育など，多様なものである。参加する州や学校におけるポリシーや条件を反映させるので，画一的なカリキュラムがあるわけではないが，中心的な教育内容は SEL に関するものが多数を占めている。

　SEL とは情動の認知や調節の能力，他者への思いやりや気づかいの育成，責任ある意思決定，前向きな対人関係の構築，困難な状況の効果的な対処といった，社会的コンピテンスと情動コンピテンスを育成することをねらいとした心理教育プログラムである（Collaborative for Academic, Social, and Emotional Learning, 2012）。我が国では，小泉（2005）が，積極的に SEL の研究と普及を進めており，自己の捉え方と他者との関わり方を基礎とした，社会性（対人関係）に関するスキル，態度，価値観を育てる学習であると再定義している。自殺予防，エイズ予防，薬物対策，暴力防止など，あまたの予防教育プログラムが数多く開発され，その効果についても検討がなされてきたが，単一目的のプログラムではきりがない上に持続的で十分な成果が得られにくかった。その理由は共通の枠組み（土台）の欠落であるとされた。子どもの知・情・意に関する基本的な能力の育成なくして，個別性の高いプログラムを提供しても効果は乏しいと考えられ，SEL はその土台にあたる能力を育成する教育であると考えられる（小泉，2005）。SEL プログラムの開発は米国の NPO 法人である Collaborative for Academic, Social, and Emotional Learning（CASEL）が進めており，子どもが身につけるべき基盤的能力として八つの社会的能力を

挙げている。すなわち，

1) 自分の感情に気づき，自己の能力について現実的で根拠のある評価をする力，

2) 他者の感情を理解し，他者の立場に立つことができることに加え，多様な人がいることを理解して良好な関係をもつことができる力，

3) 物事を適切に処理できるように情動をコントロールし，失敗を乗り越え，さらに妥協による一時的な満足にとどまることなく目標を達成できるように取り組む力，

4) 周囲の人との関係で情動を効果的に処理し，協力的で，援助を得られるような健全で価値のある関係を築き，それを維持する力。また，悪い誘いは断り，意見が衝突しても解決策を探ることができる力，

5) ある選択肢を選んだ場合に予想される結果を十分に考慮し，他者を尊重し，自己の決定については責任を持って意思決定を行う力，

という五つの基本的な社会的能力と，

6) アルコール・タバコ・薬物乱用の防止，病気とけがの予防，性教育を含めた健全な家庭生活，身体活動プログラムを取り入れた運動の習慣化，暴力や喧嘩の回避，精神衛生の促進に必要なスキル，

7) 中学校や高校進学への対処，緊張緩和や葛藤解消の方法，支援の求め方，家族内の大きな問題の対処に関するスキル，

8) ボランティア精神の保持と育成，ボランティア活動への意欲と実践，

の三つの応用的な社会的能力である。

　欧米各国で使われている代表的な SEL プログラムは PATHS（Promoting Alternative Thinking Strategies）カリキュラムといわれるものであり，幼稚園から小学校 6 年生を対象に年間 45 レッスン程度の時間をかけて，セルフコントロール，感情理解，人間関係などについて学ぶことになっている（山田，2008）。日本で行われた追試研究もいくつかある。たとえば，香川・小泉（2006）は小学校 3 年生を対象に約半年間かけて SEL プログラムを実施し，自己への気づき，対人関係，などについて介入前後の有意差がみられたという。また，面白いことに，SEL のすべてをやらなくても良い効果が飛び火してくれることもある。原田・渡辺（2011）は，高校生を対象に 10 セッション程度のソーシャルスキルトレーニングを実施したところ，対象とした社会的スキルだけでなく

自尊心の向上や感情の安定にも大きな改善が見られることを報告した。

　しかしながら，日本においては，こうした SEL プログラムの効果や成果について必ずしも良好なものばかりではないようだ。小泉（2016）や升野・小泉（2012）は，そうした現状を振り返り，SEL プログラムの実施校とそうでない学校との成果の違いがそれほど簡単には得られないことを指摘している。すなわち，小・中間連携等の持続的教育の実施可能性の有無や，学校経営目標，管理職のリーダーシップ，経験豊富なコーディネーターの存在，プログラムの構成と評価方法の綿密な準備，授業実施者の力量の保証などの環境条件を整えることが十分でなければ実効性は薄いものになってしまう。いくら優れた教材があっても，現場に入った担任教師やカウンセラーが個人レベルで活動している限りその効果は一時的なもので終わってしまうであろう。

Ⅱ　日本の学校で心の健康教育を実現するために

　ではどうしたら良いだろうか。まず日本の学校を舞台として健康教育を行う場合，学習指導要領に従う必要がある。学習指導要領は学校教育法およびその施行規則（文部科学省令）で定められた教育課程の中身のことで，国公私立を問わず，初等中等教育の諸学校ではこれをベースにした教育計画が立てられている。平成 28 年 12 月 21 日の中央教育審議会答申を受けて，幼稚園，小学校及び中学校の教育課程の基準の改善が図られ，新小学校学習指導要領は令和 2 年 4 月 1 日から，新中学校学習指導要領は令和 3 年 4 月 1 日から施行される。この改訂版において，残念ながら健康教育という言葉そのものを使った教科は存在しない。欧米の研究実践事例を再現した学級ベースの介入研究が我が国でもそれなりに報告されるようになったが，あくまで研究事例として単発的に実施されたものであって，このままでは学校教育の制度として普及することにはならない。また学年や学校種を超えて持続的に実施しなければ発達的資産の形成には至らないので教員やスクールカウンセラーが個人レベルの思いつきで実施しても大きな成果は期待できない。したがって，小・中・高等学校の各校において心の健康教育を実施する際には，学校経営者の十分なる理解とリーダーシップのもとで，担任や教科担当の教諭と連携・協働して以下の関連教科に配当された単元の中で行う必要がある。現行の学習指導要領において心の健

康教育が実施できる主な教科は「体育（保健分野）」,「道徳」,「特別活動」の三つである。表7-1 に示した主要 3 教科の中で，小学校 1 年生からできる教科は「道徳」と「特別活動」であり，特に「道徳」は社会的スキルや情動コンピテンシーに極めて近接した内容を学ぶことになっている。たとえば小学校 1 〜 2 年次では，うそやわがままとの付き合い方，自分の特徴の認識，親切にする，感謝する，気持ちの良い挨拶，助け合い，好き嫌いにとらわれない，家族の敬愛方法などのスキルを学ぶ。また，3 〜 4 年次においては，過ちの改め方，自己の長所の伸ばし方，目標設定と計画的実行，思いやりの表現方法，尊敬と感謝の表現方法，自分の考えの伝達と相手の理解，公正や公平な考え方，生命の尊重などのスキルを学ぶ。そして，5 〜 6 年次においては，困難にくじけないためにはどうしたらよいか，誰に対しても思いやりを表現する方法とは何か，時と場所をわきまえるとは具体的にどうすることか，異性関係を含めた友情や信頼の深め方はなんであるか，などに関する考え方やスキルを学ぶ場面が設定されている（文部科学省，2017a）。中学校もその延長上にあるが，小学校ほど学年進行が厳密に管理されていない（文部科学省，2017b）。よく言えば自由であり，学年毎のコホートの特徴を反映させて，それぞれにふさわしいトピックスを取り上げて良いことになっている。また，「特別活動」という時間は学校行事等を通じて実際に試行錯誤をしてみる練習の機会であるとともに，子どもたちが習ったスキルや考え方を実際に使えているかどうかを確認するのにふさわしいアセスメントの機会でもある。このように複数の教科を連携させて教育効果を高め合うことをカリキュラム・マネジメントといい，新学習指導要領において強く推奨されている新しいポイントの一つである。

　また，「道徳」と並ぶもう一つの柱である「体育（保健分野）」では，小学校 5 〜 6 年から高校 2 年まで，系統的に心の健康そのものを学ぶように組み立てられている（文部科学省，2017a; 文部科学省，2017b; 文部科学省，2018）。特に，ストレスマネジメントや認知行動療法的なスキルを教えるのはここしかないといってよいだろう。小学校の「体育（保健分野）」では不安や悩みの対処方法について学び，中学 1 年次ではストレスという用語を使ってストレス対処方法を身体の機能の理解に合わせて詳しく学習する。また高校においては思考や行動が精神的健康に及ぼすメカニズムやさまざまな精神疾患の特徴，その予防や回復について具体的に学ぶ機会となっている。配当時間は少ないものの，「総

表 7-1　心の健康教育が実施可能な三つの教科

		特別な教科　道徳
小学校	配当学年と授業時数 （小中学校は 45 分，高校は 50 分）	関連する内容（一部抜粋）
小学校	1 〜 6 年生・34 〜 35 コマ／年	A　主として自分自身に関すること　［善悪の判断，自律，自由と責任］［正直，誠実］［節度，節制］［個性の伸長］［希望と勇気，努力と強い意志］　　［真理の探究］ B　主として人との関わりに関すること　［親切，思いやり］［感謝］［礼儀］［友情，信頼］［相互理解，寛容］ C　主として集団や社会との関わりに関すること　［規則の尊重］［公正，公平，社会正義］［勤労，公共の精神］［家族愛，家庭生活の充実］［よりよい学校生活，集団生活の充実］［伝統と文化の尊重，国や郷土を愛する態度］［国際理解，国際親善］ D　主として生命や自然，崇高なものとの関わりに関すること　［生命の尊さ］［自然愛護］［感動，畏敬の念］［よりよく生きる喜び］
中学校	1 〜 3 年生・35 コマ／年	小学校にほぼ同じ
高等学校		配当なし

		特別活動
	配当学年と授業時数 （小中学校は 45 分，高校は 50 分）	関連する内容（一部抜粋）
小学校	1 〜 6 年生・34 〜 35 コマ／年	日常の生活や学習への適応と自己の成長及び健康安全 ア　基本的な生活習慣の形成　身の回りの整理や挨拶などの基本的な生活習慣を身に付け，節度ある生活にすること。 イ　よりよい人間関係の形成　学級や学校の生活において互いのよさを見付け，違いを尊重し合い，仲よくしたり信頼し合ったりして生活すること。 ウ　心身ともに健康で安全な生活態度の形成　現在及び生涯にわたって心身の健康を保持増進することや，事件や事故，災害から身を守り安全に行動すること。 エ　食育の観点を踏まえた学校給食と望ましい食習慣の形成　給食の時間を中心としながら，健康によい食事のとり方など，望ましい食習慣の形成を図るとともに，食事を通して人間関係をよりよくすること。
中学校	1 〜 3 年生・35 コマ／年	小学校にほぼ同じ
高等学校	1 〜 3 年生・単位なし	・日常の生活や学習への適応と自己の成長及び健康安全 ア　自他の個性の理解と尊重，よりよい人間関係の形成 　　自他の個性を理解して尊重し，互いのよさや可能性を発揮し，コミュニケーションを図りながらよりよい集団生活をつくること。 イ　男女相互の理解と協力 　　男女相互について理解するとともに，共に協力し尊重し合い，充実した生活づくりに参画すること。 エ　青年期の悩みや課題とその解決 　　心や体に関する正しい理解を基に，適切な行動をとり，悩みや不安に向き合い乗り越えようとすること。

表 7-1　つづき

		体育（保健）
	配当学年と授業時数 （小中学校は 45 分, 高校は 50 分）	関連する内容（一部抜粋）
小学校	5～6 年生・ 4～6 コマ／年	心の健康について，課題を見付け，その解決を目指した活動を通して，次の事項を身に付けることができるよう指導する。ア　心の発達及び不安や悩みへの対処について理解するとともに，簡単な対処をすること。 （ア）心は，いろいろな生活経験を通して，年齢に伴って発達すること。 （イ）心と体には，密接な関係があること。 （ウ）不安や悩みへの対処には，大人や友達に相談する，仲間と遊ぶ，運動をするなどいろいろな方法があること。 イ　心の健康について，課題を見付け，その解決に向けて思考し判断するとともに，それらを表現すること。
中学校	1 年生・ 4 コマ／年	心身の機能の発達と心の健康について，課題を発見し，その解決を目指した活動を通して，次の事項を身に付けることができるよう指導する。ア　心身の機能の発達と心の健康について理解を深めるとともに，ストレスへの対処をすること。 （ア）身体には，多くの器官が発育し，それに伴い，さまざまな機能が発達する時期があること。また，発育・発達の時期やその程度には，個人差があること。 （イ）思春期には，内分泌の働きによって生殖に関わる機能が成熟すること。また，成熟に伴う変化に対応した適切な行動が必要となること。 （ウ）知的機能，情意機能，社会性などの精神機能は，生活経験などの影響を受けて発達すること。また，思春期においては，自己の認識が深まり，自己形成がなされること。 （エ）精神と身体は，相互に影響を与え，関わっていること。欲求やストレスは，心身に影響を与えることがあること。また，心の健康を保つには，欲求やストレスに適切に対処する必要があること。 イ　心身の機能の発達と心の健康について，課題を発見し，その解決に向けて思考し判断するとともに，それらを表現すること。
高等学校	1～3 年・ 3～4 コマ／3 カ年	・健康についての自他や社会の課題を発見し，合理的，計画的な解決に向けて思考し判断するとともに，目的や状況に応じて他者に伝える力を養う。 ・生涯を通じて自他の健康の保持増進やそれを支える環境づくりを目指し，明るく豊かで活力ある生活を営む態度を養う。 ・精神疾患の予防と回復 精神疾患の予防と回復には，運動，食事，休養及び睡眠の調和のとれた生活を実践するとともに，心身の不調に気付くことが重要であること。また，疾病の早期発見及び社会的な対策が必要であること。 ・大脳の機能，神経系及び内分泌系の機能について必要に応じ関連付けて扱う

合的な学習の時間」や「特別活動」と組み合わせれば，興味や関心に応じて更に深めていくことが可能である。堤（2017）が中・高校生向けに優れた抑うつ予防プログラムを開発しているが，こうした教科にうまく適用させることができれば更に普及する可能性がある。

　だが教科に適用させる上で乗り越えなければならない壁が一つある。それは学習指導要領に即した教育計画の策定と指導案の作成である。いかに優れたアイディアとエビデンスを持っていても，それが学校現場の言葉（ロジック）に変換されなければ扉は開かない。一つのたたき台として，筆者が北海道教育委員会と共同で作成し，実際に事業指定校において使用された中学1年生用「心身の発達と心の健康（欲求やストレスへの対処と心の健康）」に関する教育計画書（指導案）を紹介したい〈北海道教育庁学校教育局参事（生徒指導・学校安全），2018〉。「心身の発達と心の健康」は合計12コマの大単元であり，「欲求やストレスへの対処と心の健康」はそのうち3コマを使った小単元である。大単元の目標としては，学習テーマに関して①関心を持ち，意欲的に取り組むこと，②課題の解決のために知識やスキルを活用すること，③新しく学んだ事項の正しい理解をすること，という3点が学習指導要領に即して設定される。同時に評価基準も，①学習テーマに関する関心・意欲・態度，②思考・判断，③知識・理解の3つの観点で行うことがほぼ自動的に設定される。実際に実施者のオリジナリティを発揮できるのは，3コマの構成のプラン（教育計画＝シラバス）と，各回の授業指導案である。本稿が示す構成案は，①精神と身体の相互の影響についての概論を学ぶ，②ストレス対処方法にさまざまなものがあることとそれぞれの効果を学ぶ，③問題に対するものの見方がストレスに及ぼす影響について発表学習方式で学ぶ，というものであった。その3コマ目に当たる授業指導案を表7-2に掲載する。この授業の課題は「ストレスを感じる自らの心を理解する」というものである。ストレスを経験した時に，自分や周囲の人々は，どのようなことを考え，どのような行動をするかについて例を出し合い，よくありがちな対処方法を合理性や適切さの観点から再考するなど，集団討議を通して個人の思考を深める進行内容とした。感情と行動，ものの見方の区別がわかりやすくなるために子どもたちがよく使う言葉のサンプルをたくさん呈示したり，学校生活の中でありがちな葛藤場面を例題にすることや，肯定的思考を産出しやすくなるワークシートなどを工夫するとともに，獲得した

表7-2　中1体育（保健）「ストレス対処と心の健康」指導案例
（北海道教育委員会資料より）

過程	主な学習活動 ・予想される生徒の発言等	○教師の主な働きかけ	■評価規準，□評価方法 ▲努力を要すると判断される生徒への手立て
導入	1 学習カードから，「欲求やストレスの心身への影響」の内容を確認する。 2 教師の説明により，本時の学習内容について確認する。	○前時の学習内容の振り返りから本時の学習の見通しをもたせる。 ○ 本時の課題を提示する。	

【課題】心の健康を保つには，ストレスを感じる自らの心と向き合う必要があることを理解しよう。

過程	主な学習活動	○教師の主な働きかけ	評価
展開	3 日頃の行動を振り返り，自分の考えを発表する（感情，考え，行動を区別）。 ①について：「腹が立つ」「自分勝手だ」「嫌われたに違いない」「他の子に愚痴を言う」「一緒に行くのをやめる」 ②について：「ムカつく」「やる気がなくなる」「親は何もわかってくれない」「親に反抗する」「言い訳をする」「部屋に行く」「兄弟に八つ当たりをする」 4 グループでディスカッションし，意見をまとめて発表する。 ①について：「何か理由があったのだと相手を思いやる」「後で理由を聞けば済むこと」「嫌われたと決めつけない」「また時間が合ったときに一緒に行けば良い」 ②について：「すぐに取り掛からなかった自分にも非がある」「親は自分のために言ってくれていると感謝する」「これから勉強するところと素直に伝える」 5 書き出した意見を自分たちの生活や事例などと比較したり，関係を見付けたりするなどして深く考える。 6 ストレスへの適切な対処をつかむ。	○ 事前学習の内容などを生かし，思いついた意見を発表させる。 【発問1】次のような場面では，みんなはどのように感じ，どんな行動をとるだろうか。また，その行動が適切かどうか考えよう。 ①登校時にいつも待ち合わせしていた友達が先に行ってしまっていた。 ②勉強をしようと思った矢先に親から「勉強は？」と小言を言われた。 【発問2】その考え方や行動が適切かどうかを振り返り，別の見方ができないか考えよう。 【発問3】このようなストレス状態を続けないために，どのような考え方や行動ができるようになると良いか，グループで2つの事例にアドバイスを考えよう。 ○前時の学習内容を思い起こしたり，出された意見から考えをまとめたりしながら，意見交換するよう活動を支援する。 ○ストレスへの適切な対処方法を把握させ，ワークシートに記入させる。	〈思・判一②〉 ■心身の機能の発達と心の健康について，学習したことを自分たちの生活や事例などと比較したり，関係を見付けたりするなどして，筋道を立ててそれらを説明している。 □観察 〈思・判一②〉 ■心身の機能の発達と心の健康について，学習したことを自分たちの生活や事例などと比較したり，関係を見付けたりするなどして，筋道を立ててそれらを説明している。 □観察・ワークシート ▲発問事例の場面と今までの学習が結び付けられないことが原因として考えられるため，ワークシートから今までの学習内容を確認し，場面と事例が結び付くよう，個別に説明する。

【まとめ：ストレスへの適切な対処】
・ストレスを感じたら，すぐに行動に移さずに間を置く。
・まず深呼吸やストレッチ等で気持ちを落ち着かせる。

①現状を受け入れる，②将来に目を向ける，③自分に置き換える，④失敗を見つめ直す，のキーワード等をヒントに活用。

過程	主な学習活動	○教師の主な働きかけ	評価
終末	7 欲求やストレスの対処について，教師の説明を聞き，本時の振り返りをワークシートにまとめるとともに，心の健康について理解する。	○ワークシートの記述内容を確認することで，本時の学習と単元全体を振り返るよう促す。特に，「ストレスを感じることは自然なこと」「適度なストレスは，精神発達上必要なもの」などの既習内容にも触れて，単元全体をまとめる。	

知識の確認や教育成果の検証に活用できる評価シートを整備した上で実施している。

　教育実習を経験したことのある人は，このような教育計画書や指導案を作成するのにずいぶん苦労をしたことであろう。昔から，プロの教師ならば必ず通らなければならない関門の一つでもある。心の健康教育を学校で実施するためには，公認心理師自身もある程度は指導案の作成やそれに基づいた授業実施に関する訓練が必要になるはずだ。そして，地域や学校によってニーズが異なるので，現場の実態に即して，教科担当者と協働しながらこれらを設計・アレンジできなければならない。それはまさに地域連携や多職種協働のコンピテンシーが試される新しい挑戦でもある。

カリキュラム・マネジメントへの積極的な参加

　新しい学習指導要領ではカリキュラム・マネジメントの必要性が強調されており，その学校の児童生徒や地域の実態を適切に把握し，ニーズを反映させた教科横断的視点で教育内容を設計・アレンジしていくことが求められている。加えて，授業実施者が孤立しないようチーム学校や地域連携，多職種連携・協働の体制を確保しながら組織的，計画的に各学校の教育活動の質の向上を図っていくことも不可欠である。これを心の健康教育に関連づけていえば，カウンセラーや担任が思いついてすぐ実施するのではなく，学習指導要領に定められた目標や，学校設置主体である教育委員会の方針，各学校において育成を目指す資質・能力像に一致した教育計画であるかをよく確認するとともに，地域や子どもたちのニーズに即していることや，その教育的価値が保護者や地域と共有できていること，また，具体的な評価計画を有していることなどの周到な準備が必要である。加えて，スクールカウンセラーを個別の教育相談業務に専念させるのか，心の健康教育にも勤務時間数を配分していくのかということについても評価に基づく合理性を持った判断が必要だ。特に，実態やニーズの把握なくして学校教育目標の設定はできず，教育成果の評価なくしてその修正もあり得ない。学校教育にふさわしい指標とは，疾患や障害に関する診断や疫学的な指標だけではなく，子どもたちの発達的変化を継続的に追跡でき，指導に活かせる指標のことである。子どもたちの学びに向かう姿勢や発言の内容，発表の様子などの日々の行動観察の記録を蓄積していくことや，ルーブリック評価

を重ねていくこと等はもっとも身近で説得力の高い評価指標になる。とりわけ教科横断的視点を持って観察を継続していけば，獲得した知識やスキルの般化の程度を確認することができ，また，上級学年や学校と子どもの成長に関する情報を申し送り，共有することによって，移行ギャップを作らず，より円滑な学校適応を実現することができる。さらに，心理検査として尺度化された指標を定期的に用いることによって，その子どもの基準集団におけるレベルの変化や，ストレングスの新たな発見が可能になる。河村茂雄が開発しているQ-Uシリーズは学級適応感やいじめ被侵害感などの尺度を活用し，集団における適応の状態を判別できるとともに，学級経営に関する指導上のヒントを得ることができる非常に優れた尺度であり，今日までに多くの自治体や学校で採用され高い評価を受けている（河村，2006）。また，新川・冨家（2019）が開発し北海道教育委員会が提供している「ほっと」という尺度は，教師が教室で観察可能な児童生徒のコミュニケーションスキルに特化した尺度であり，子どもが自分で記入すれば自己の気づきの整理に，また教師が代理評定すれば行動観察指標に活用できるものである。どちらの尺度も小学校から高校までの各バージョンがあるため，子どもの発達的変化を追跡することが可能であって，成長の記録としても，小・中一貫教育や中高連携のためにも活用できる。当然このほかにも，数多くの心理尺度が開発されているのだが，学校教育の現場で上述の教育に活用することを目的とした尺度はそれほど多くない。たいていは質問紙研究法によって心理学の理論構築をするために開発されたものであるか，または疫学・診断用に開発されたものである。教科や単元の内容を反映し，授業の中で利用でき，指導の効果を反映でき，また発達的変化を反映させることができて，子ども自身にとっても教師にとっても学習のモチベーションや指導のヒントを得ることができる尺度は，まだそれほどそろっていないのが現状である。今後は，カリキュラム・マネジメントの理念のもとで，地域への深い理解と多職種協働によって，心の健康教育をより確かなものにするための公共性の高い指標を整備していくことが望まれる。

（冨家直明）

文　献

Bowers, P., Geldhof, G. J., Johnson, S. K., Hilliard, L. J., Hershberg, R. M., Lerner, J. V.,

Lerner, R.M.（2015）．Promoting positive youth development, - Lessons from 4-H study. Springer.

Collaborative for Academic, Social, Emotional Learning.（2012）．2013 CASEL guide：Effective social and emotional learning programs, preschool and elementary school edition, Chicago, IL：Collaborative for Academic, Social, and Emotional Learning.

Eccles, J., & Gootman, J.（2002）．Community programs to promote youth development. Washington, DC: National Academy Press.

原田恵理子・渡辺弥生（2011）．高校生を対象とする感情の認知に焦点をあてたソーシャルスキルトレーニングの効果．カウンセリング研究，44（2），81-91.

Heckman, J. J.（2006）．Skill Formation and the Economics of Investing in Disadvantaged Children. Science, 312, 1900-1902.

北海道教育庁学校教育局参事（生徒指導・学校安全）（2018）．児童生徒の自殺を予防するプログラム．http://www.dokyoi.pref.hokkaido.lg.jp/hk/ssa/jisatuyoboukyouiku.htm

ヘックマン，J. J.（2015）．幼児教育の経済学．東洋経済新報社．

香川雅博・小泉令三（2006）．小学校中学年における社会性と情動の学習プログラムの試行 福岡教育大学紀要，55（4），147-156.

河村茂雄（2006）．学級づくりのためのＱ-Ｕ入門―楽しい学校生活を送るためのアンケート活用ガイド．図書文化社．

小泉令三（2005）．社会性と情動の学習（SEL）の導入と展開に向けて．福岡教育大学紀要，54（4），113-121.

小泉令三（2016）．社会性と情動の学習（SEL）の実施と持続に向けて―アンカーポイント受け込み法の適用―．教育心理学年報，55，203-217.

Larson, R. W.（2000）．Toward a psychology of positive youth development. American Psychologist., 55（1），170-183.

Lerner, R. M., Lerner, J. V.（2013）．The Positive Development of Youth: Comprehensive Findings from the 4-h Study of Positive Youth Development：Institute for applied research in youth development, Tufts university.

升野邦江・小泉令三（2012）．小中学校における社会性育成のための心理教育プログラム実践状況．教育実践研究，20，199-206.

文部科学省（2017a）．小学校学習指導要領（平成29年告示）．文部科学省 平成29・30年改訂 学習指導要領，解説等 https://www.mext.go.jp/a_menu/shotou/new-cs/1384661.htm

文部科学省（2017b）．中学校学習指導要領（平成29年告示）．文部科学省 平成29・30年改訂 学習指導要領，解説等 https://www.mext.go.jp/a_menu/shotou/new-cs/1384661.htm

文部科学省（2018）．高等学校学習指導要領（平成30年告示）．文部科学省 平成29・30年改訂 学習指導要領，解説等 https://www.mext.go.jp/a_menu/shotou/new-cs/1384661.htm

新川広樹・冨家直明 (2019). 児童生徒の学年・学校段階に応じたソーシャルスキル尺度の標準化—COSMIN に基づく信頼性・妥当性の検証—. カウンセリング研究, 52 (2), 57-71.

Taylor, R. D., Oberle, E., Durlak, J. A., & Weissberg, R. P. (2017). Promoting Positive Youth Development Through School-Based Social and Emotional Learning Interventions: A Meta-Analysis of Follow-Up Effects. Child Development, 88 (4), 1156-1171.

堤 亜美 (2017). 学校ですぐに実践できる中高生のための〈うつ予防〉心理教育授業. ミネルヴァ書房.

山田洋平 (2008). 社会性と情動の学習 (SEL) の必要性と課題—日本の学校教育における感情学習プログラムの開発・導入に向けて—. 広島大学大学院教育学研究科紀要, 57, 145-154.

第**8**章

対人交流とコミュニケーションのスキルアップ

——社会的スキルの有効性と，社会的スキル訓練

　この20数年ほどを振り返れば，社会的スキルは，'人間関係の技術'や，'人づきあいのコツ'などの言葉に言い換えて紹介されることがしばしばであった。近年，たとえばコンピューター技能の「スキルアップ講座」というように，'スキル'の用語自体が，日常に馴染むものになったのは，とても喜ばしい現象である。なぜならば社会的スキルの概念は，本来，運動の技能や車の運転の技術等をメタファーとして研究が発展してきた経緯があり，つまり社会的スキルは，練習により体得でき，熟達することができるという立場によるからである。生来の性質やある程度固定した性格特性とは違って変容可能であるという特質と，スキル習得が適応を促進するというプラスの発想が，現在の社会的スキル，および社会的スキル訓練への注目の理由であると考えられる。適応的で健康な社会生活を送る鍵の一つが社会的スキルとすれば，一般市民にとっても，また臨床的な悩みを持つ人・それを支援する専門家にとっても，その特質や機能を理解することは，大変に有用であるといえる。

I　社会的スキルという概念とその特徴

1. 社会的スキルの定義

　社会的スキルが，多様な領域で研究と実践が行われてきたために，定義はさまざまで統一的な見解は得にくいとされている（e.g., 相川, 2009）。Argyle（1981）は，社会的スキルとは「相互する人々の目的を実現するために効果のある社会的行動」とし，またMcFall（1982）は「ある特定の社会的課題を，

上手く遂行することを可能にするような，特定の能力」と定義した。Bellack
らは（e.g., Hersen & Bellack, 1976）臨床行動論的立場から，「社会的スキルと
は，対人的交流の中で，肯定的，否定的感情を表現でき，かつその行動の結果
として社会強化を失わずにすむ能力である」と述べている。これらの定義では
①対人的な交流が発生する社会的状況において，②達成する目的を持ち，③そ
の目的達成に適切な（有効な）方向でなされる遂行，という点で一致している。
ただし，社会的スキルを，行動をつくり出していくある程度安定した能力と見
なすのか，あるいは個々の行動の総体としてとらえるのかは，従来，大きな論
点であった。相川（2009）は，能力と行動は相互に作用するとして，改めて「社
会的スキルとは，対人場面において，個人が相手の反応を解読し，それに応じ
て対人目標と対人反応を決定し，感情を統制したうえで対人反応を実行するま
での循環的な過程」と定義した。この様な過程論的捉え方は，社会的スキルの
機能をかなり的確に説明でき，また，これまでのさまざまな論議を包括できる
理論として迎えられている。

2. 社会的スキルの構成要素

　社会的スキルを構成する基本的な要素：社会的スキルの発生する段階に応じ
て Bellack ら（2004）は，表 8-1 に示すような社会的スキルの基本的要素を四
つ挙げている。「送信（表現）行動」，「受信行動（社会的知覚）」，「相互交流的
行動」，そして「状況因子」である。この状況因子とは，スキル行動をその時々
の‘状況に合わせる’という要素である。スキル行動を効果的に表出できるよ
う社会的な能力（知能）を用いることで，社会的なルールや特定の相手・場面
に照らし合わせ，適切な判断ができるようになる。

3. 社会的スキルの発生過程

　これら基本的な要素が発生する段階については，Liberman（2008）が，社
会的コミュニケーションと社会的スキルにおける受信，処理，送信の三つの情
報処理過程として説明をしている。第 1 は「社会的知覚もしくは情報の受信（社
会的認知）」であり，他者の発話とその起きている状況が示す社会的・環境的
サイン，規範，期待などを正確に，注意・集中して受け取る段階である。第 2
の「社会的問題解決と意思決定もしくは情報処理」は，自分の目標達成のため

表 8-1　社会的スキルの構成要素（Bellack et al., 2004）

送信行動
　＊話の内容
　＊準言語的な特徴
　　　声量
　　　話す速度
　　　音の高低
　　　声の抑揚
　＊非言語的行動
　　　アイコンタクト（視線）
　　　姿勢
　　　顔の表情
　　　対人距離
　　　身振り
受信行動（社会的知覚）
　＊関係する手がかりに注意を向け，解釈する
　＊感情の認知
相互交流的行動
　＊反応するタイミング
　＊社会的強化子を使うこと
　＊やり取りし合うこと
状況因子
　＊社会的な‘知能’
　　（社会規範や，個々の状況での要請についての知識）

に良い見込みのある最善の反応を選ぶ段階である。そして第3段階「表出もし
くは送信」では，より適切な言葉・文章・効果的なスタイルで，表現に至る。
‘どのように話すか’が，‘何を話すか’と同じくらい重要なのは，それが他者
の社会的認知と判断にとても大きな影響を与えるからである。そして相手から
の反応は，今度は送信者の社会的スキルを決定するという循環をもたらすので
ある。

　相川（2000: 2009）による「社会的スキルの生起過程モデル」（図 8-1）では，「対
人反応の解読」，「対人目標・対人反応の決定」，「感情の統制」，「対人反応の決
定」の四つの要素が機能しているとされ，モデルの中心に位置する「社会的ス
キーマ」が本モデルの大きな特長である。社会的スキーマは「社会的事象に関
するさまざまな知識が体系化された情報源」であり，人・自己・役割・出来事

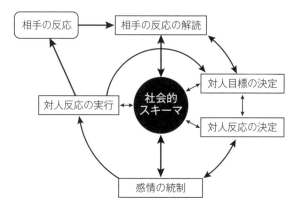

図 8-1　ソーシャルスキル生起過程モデル v.3（相川，2009）

および因果というスキーマを内包している。四つの過程を通じてその人の認知
的な枠組みとして機能するが，同時に各過程で起きた結果の影響を受けて社会
的スキーマ自体も変容するとしている。なお，生起過程モデル v.3 では「相手
の反応」という要素が加わったが，これは Liberman の言う「他者の社会的認
知と判断が送信者の社会的スキルを決定する」という点と共通している。社会
的スキルの要素と個人のスキーマとが相互に関連して社会的状況に対処してい
くというこのモデルは，社会的スキルの機能に関する理論的な解明に寄与する
だけでなく，認知的特性や自己効力等の，個人特有の特性を理解する糸口を含
み，対象者を臨床的個別的に理解しようとする場合に，大きな手がかりとなる
と期待できる。

4. 社会的スキルのリストと，具体的なサブスキル

　実際の生活場面で具体的に必要とされる社会的スキルは，その人がどのよう
な対人的状況にあるのかによって異なる。社会的スキルの定義に統一した見解
が得られない状況は，どんな人にも，大抵の場面に適用できるようなスキルは
存在せず，また，つまりは画一的なモデルは意味を持たないことにも起因して
いる。それでも，児童生徒，成人といった発達段階により，また社会的役割
ごとに，ある程度共通する基本スキルのリストやスキル群が提唱されている。
表 8-2 は青年のための社会的スキル（Goldstein et al., 1984），表 8-3 は精神障

表8-2　青年の向社会的行動のためのスキル（Goldstein et al., 1984）

会話・自己表現スキル
1　相手の言うことを聞く
2　会話を始める
3　会話を維持する
4　質問する
5　ありがとうと言う
6　自己紹介する
7　他人を紹介する
8　ほめる

他者への応答スキル
9　助けを求める
10　参加する
11　指示を与える
12　指示に従う
13　あやまる
14　他人を納得させる

自己感情の処理スキル
15　自分の感情を知る
16　自分の感情を表現する
17　他人の感情を理解する
18　他人の怒りに対処する
19　心配な気持ちを表現する
20　不安に対処する
21　自分自身をほめる

攻撃反応への対処スキル
22　許しを請う
23　分担する
24　他人を援助する
25　討論する
26　セルフコントロールする
27　自分の権利を主張する
28　他人からのからかいに応じる
29　他人とのトラブルを避ける
30　けんかをしないでいる

ストレス対処スキル
31　他人に訴える
32　他人の訴えに答える
33　スポーツマンシップにのっとる
34　困惑感に対処する
35　無視された状態に対処する
36　友だちの立場を主張する
37　他人の説得に答える
38　失敗に対処する
39　混乱している話に対処する
40　他人からの避難に対処する
41　難しい話題に対して準備する
42　集団からの心理的圧力に対処する

計画性スキル
43　何をやればよいか決心する
44　問題の原因を発見する
45　目標を設定する
46　自分自身の能力を知る
47　情報を集める
48　物事の大切さを判断する
49　決心する
50　集中して課題に取り組む

表 8-3　具体的な社会的スキル一覧（Bellack et al., 2004）

【四つの基礎的なスキル】	嬉しい気持ちを伝える 頼み事をする 相手の言うことに耳を傾ける 不愉快な気持ちを伝える
【会話スキル】	相手の言うことに耳を傾ける（四つの基礎的なスキルを参照） 初めて会う人や特に親しくない人を相手に会話を始める 質問をして会話を続ける　など
【自己主張スキル】	頼み事をする（四つの基礎的なスキルを参照） 頼みを断る苦情を言う　など
【対立の処理スキル】	話し合って折り合う ストレス状況から離れる 口論せずに相手の意見に同意しないでおく　など
【地域生活スキル】	自分のなくしたものを探す 誰かが自分の物を持っていると思ったときどうするか プライバシー（自分だけの時間や内緒話）を持ちたいと頼む　など
【友達付き合いと 　　デートのスキル】	嬉しい気持ちを伝える（四つの基礎的なスキルを参照） ほめる ほめ言葉を受け入れる　など
【健康維持スキル】	電話で診察の予約をとる 薬について質問する 健康上の心配事について質問する　など
【アルコール・ 　薬物乱用を避ける技能】	誘われたときに，酒・薬物の使用以外のことを提案する 家族や友人に薬物や酒を勧めないで欲しいと頼む 見知らぬ人や売人に対応する

害（主として統合失調症）のためのスキル群（Bellack et al.,2004）である。「基礎的な」「会話」「自己表現（自己主張）」といった共通するスキルが見受けられる一方で，Bellack によるリストでは，健康維持のためのスキル，アルコール・薬物乱用への対処技能が含まれ，対象者によって特に着目しておかなければならないスキルがあることが分かる。

5.　社会的スキルの問題の理解，妨害する要因

　期待される場面で社会的スキルが用いられない場合に，社会的スキルの問題がどこにあるのかを把握することは，介入の手がかりのために欠かせない視点である。Bellack ら（2004）は，社会的スキルの欠如について，「社会的スキル

表 8-4　社会的スキルモデル（Bellack et al., 2004）

1. 社会的有能性は，反応スキルの組合せに基づく
2. これらのスキルは，学習された，あるいは学習可能なものである
3. 社会的機能不全は， 　a. 必要な行動が，行動レパートリーにない 　b. 必要な行動が，適切なタイミングで用いられない 　c. 社会的に，不適切な行動をとる
4. 社会的機能不全は，スキル訓練で改善可能である

モデル（Social Skills Model）」を示して社会的機能不全が発生する行動様式を三つ述べている（表 8-4）。ここでの 3-a. は獲得の欠如，未学習であり，3-b. は遂行の欠如，誤学習に相当する。3-c. は，行動の遂行を妨害するような（不適切な行動をとらざるを得ないような）要因の存在である。Bellack は統合失調症の患者を例に挙げ，精神症状を始めとして特有な妨害因子が存在することを重要視している。

II　社会的スキル訓練（Social Skills Training : SST）

1. 発展の歴史

　社会的スキル訓練は，アメリカにおける臨床心理学，特に行動療法の主張訓練法の開発，イギリスにおける対人行動研究に基づく適応的対人行動の訓練が端緒とされている。その後，Bandura（1977）の社会的学習理論に代表される認知過程に注目した諸研究は認知－行動療法の発展をもたらし，モデリング，自己コントロール，問題解決などの技法が生み出され，社会的スキル訓練の発展にも大きく貢献した。1970 年代後半以降，青年の向社会的行動のための構造学習法（Goldstein et al., 1980），精神障害患者のための Social Skills Training（Bellack & Hersen, 1979）等々，まさにさまざまな治療プログラムが開発されてきた。

　日本では，1980 年頃から，心理学分野では教育，発達，社会，および臨床領域において，研究とそれに基づく実践がさまざま行われるようになった。子どもを対象に拒否児，攻撃性，引っ込み思案などに対する社会的スキル訓練（佐藤・佐藤・高山，1988a: 佐藤・佐藤・高山，1988b: 1993），また障害児・者へ

の適用（高山，1991），さらに問題行動の改善に留まらず予防的，発達的アプローチとして幼稚園・保育園，学校における集団型社会的スキル訓練など（藤枝・相川，1999：佐藤・日高・後藤・渡辺，2000：渡辺・山本，2003），対象と適用領域を広げてきた。一方，1988 年に東大精神科の招聘によって Liberman が来日したのを契機に，精神科医療の領域から「Social Skills Training（SST）」もしくは「社会生活技能訓練」[注1] が急速に広まることになった。更生保護領域では，保護観察所を発端に導入が始まり，少年院では SST を基盤とした「社会適応訓練」が開始となる（櫻井・吉村，1995: 法務省矯正局，1997：前田，2008）。その頃，東大精神科が中心となり「SST 普及協会」が設立され（1995），診療報酬に精神科専門療法として「入院生活技能訓練」が新設される（1994）など，社会的体制の整備も後押しして（安西他，1998），その結果，導入の発端となった精神科医療のみならず領域は拡大し，かつ支援者も医師，看護師，ソーシャルワーカー，作業療法士，行刑・更生保護に携わる人々等，非常に多岐に渡るようになった。精神科リハビリテーションから始まったこの動向は，社会生活技能訓練，SST という名称のもと，社会的スキル訓練が日本において広く認知されるようになった大きな出来事であったと言える。

2.　社会的スキル訓練の介入のレベル

　さて，社会的スキル訓練を導入しようとする前に，その介入レベルにも段階があるとされている（佐藤・佐藤，2006: 前田，2013）。「発達的あるいは開発的レベル」とは，今後習得していると有用と思われる社会的スキルや，現状では経験不足が想定されるスキルを補充することを目的とするレベルである。発達段階に相応な自己価値の気づきの促進や，社会的知識に関する心理教育，自己開発等がそれにあたる。「予防的レベル」では，社会的スキル不足が元となるようなリスクを想定し，未然にそれを防ごうとする場合である。発達の遅れ・偏り，非・反社会的行動傾向が覗える場合，またストレスフルな組織の所属メンバーなどが対象となる。そして「治療的・臨床的なレベル」では，現在の不適応問題の理由の一つをスキル欠如と考えて積極的な介入を行う。これらのレベルは明確に分類できるものではなく，訓練の成果によって対象者の適応度が変容す

注 1) 2020 年 8 月，SST 普及協会は Empowered SST（e-SST）の発展を期して，SST の和語を従来の「社会生活技能訓練」から「社会生活スキルトレーニング」に改訂した。

表 8-5　SST の対象者と介入のレベル（佐藤・佐藤，2006）

1. 発達促進的視点＝社会性発達を促す
    * 子どもの全般的な社会的スキルレベルを高める（学級単位の SST）
2. 予防的視点（リスクのある子どもへの対応）
    * 社会的スキルに欠けている子どもを早期に発見し，適切な指導を試みる
        ○引っ込み思案行動
        ○攻撃・妨害行動
        ○不注意・多動行動
        ○非主張性
        ○周囲からの社会的受容
3. 治療的視点（臨床的・治療アプローチ）
    * 重度の社会的スキル欠如を治療し，再適応をはかる
        ○ 極度の引っ込み思案／孤立＝引きこもり
        ○極端な攻撃行動・妨害行動（反抗挑戦性障害，行為障害）
        ○極端な多動・不注意（注意欠陥／多動性障害〔ADHD〕）
        ○発達障害（知的障害，自閉症）
        ○学習障害（LD）

注：障害名称は，DSM-Ⅳ-TR（APA, 2000），ICD-10（WHO, 1992）に準拠。

れば，その介入レベルもまた移行することになる。いずれにしても，訓練プログラムの計画にあたっては，どのレベルでどういった目的をもって介入するのか，訓練者は十分に吟味し，目標を立てられることが大切である（表 8-5）。

3. 社会的スキル訓練の方法

　1. 五つの基本的構成要素：社会的スキル訓練の理念が学習原理に基づいていることから，どのようなプログラムでも，以下のような基本的な五つの要素が必ず含まれる。

　①教示（目標の設定）：社会的スキル訓練を行う意義と，その手続き，もたらされる効果を提示。各セッションでは，標的スキルを練習する意味と，スキルが遂行されない場合に起きる問題や遂行された場合の効能が示される。

　②モデリング：標的スキルのモデルが示され，対象者が観察し学習する。提示されるモデルは，セッションや対象者の目標やレベルによって，適切なモデルと不適切なモデルのどちらもあり得る。またビデオフィルムによるモデル提示も利用される。

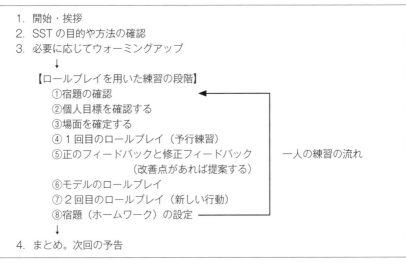

図 8-2　SST の流れ（具体的な個々の課題を練習する型）

③行動リハーサル（ロールプレイ）：標的スキル・標的行動を模擬場面でロールプレイしてみる。標的スキルについては，話し合いに終始せずに'実際に行ってみる'のが重要である。

④フィードバックと強化：ロールプレイによる遂行には必ずフィードバックを行う。どのような遂行でも，そのできている点・良い点に着目した正のフィードバックが，まず基本になる。もし不十分な点があれば，さらに改善するためには？という視点から修正フィードバックを行う。

⑤般化（ホームワーク）：セッションで練習した社会的スキルを，日常生活において応用するために宿題（ホームワーク）を設定する。練習した内容を実生活で行った場合に起きる効果を確認し，また実行する具体的な場面も設定する。次セッションでの報告では，遂行のでき具合にとらわれずに実行できたこと自体を評価し，また仮にできなかった場合でも実行しようとしたことに対して，正のフィードバックを行うことができる。

4. 社会的スキル訓練の実際の流れ

　プログラムは，これらの五つの要素を組み入れて段階的に展開される。以下

---

1. 開始・挨拶
2. 技能を学ぶ意義の明確化
3. 技能のステップについての話し合い
4. ロールプレイを用いてスキルをモデリングし，全員で振り返る
   　（注. モデルの提示（ロールプレイ）はスタッフが行う）
5. グループの参加者に同じ場面でロールプレイしてもらう。
6. 正のフィードバック，修正のフィードバックをする。
7. 同じ場面でその人にもう一度ロールプレイをしてもらう。
8. さらに，フィードバックをする。
9. 4～8の手順に従い他の参加者もロールプレイをする。
10. 宿題（ホームワーク）を設定
11. まとめ，次回の予告

一人の練習の流れ

図8-3　SSTの流れ（対象者に共通の課題を練習する型）

は，課題の取り上げ方が異なる2種のスタンダードな手順である。

Ⓐ**個別課題型**：対象者の具体的な個々の課題を取り上げる

　例：Liberman ら（1989）による基本訓練モデル（図8-2）

　セッション開始時，このプログラムの目的や進め方を確認し（1.～3.），その後は対象者1人ごとにロールプレイを用いた1セットの練習が行われる（①～⑧）。宿題の報告を聞き，次の課題を考える段階では（①②），対象者が希望する目標を達成できるように，常に個人目標に照らしながら課題を抽出する。毎回，個々の具体的なスキルを扱っていく一方で，対象者の希望する最終的な目標へ，段階を追って向かっているかという視点が不可欠である。個別課題型は，実際の生活エピソードを取り上げるので，その人のニーズに直接に応えられるという利点がある。ただし，タイムリーな課題抽出やシナリオのない臨機応変な展開などが求められるので，訓練者の経験と力量に負うところが大きい。

Ⓑ**共通課題型**：対象者に共通の課題を取り上げる

　例：Bellack ら（2004）によるステップバイステップ方式（図8-3）

　Ⓐ個別課題型との違いは，訓練プログラムと各回のセッションが'構造化'されている点である。プログラムはカリキュラムとして段階的に計画され，1セッションでは全員で共通した課題（スキル）に取り組む。2. 3. では，そのスキルの有用さなどの意義と，そのスキルをさらに細分化したステップについても話し合い，課題取り組みへの動機づけを図る。課題のスキルは，具体的な

行動としてモデル提示され，その後参加者が一人ずつ練習に参加し（5.～9.），最後に，各々の生活の中でスキルを実践する宿題（ホームワーク）を設定し終了となる。1種類の模擬場面で練習するため，各対象者が実際にはどのような場面・相手に応用するのか，随所で現実化する考慮が必要である。共通課題型は，スキルの種類やレベルを考慮してカリキュラム化し，課題のスキルもステップに細分化されるので，参加者，訓練者ともに訓練の進行状況が分かりやすい。また，参加者の問題がある程度同質であると，有用なスキル群を効率的に扱える利点がある。しかし，対象者が実生活上でそのスキルの必要性を実感していなければ，いつか使えるかもしれないといった仮想の練習に終わりかねない。手順の中で「教示（目標の設定）」にあたる段階が非常に丁寧に行われるのはそのためである。

　上記Ⓐ，Ⓑの二つの手順は，上述のように長所と短所を兼ね備えている。その特徴を良く捉えて，対象者の特性や，また実施する組織や訓練者の現況も考慮した上で，方法を選択することが必要になる。

5．社会的スキルのアセスメント，評価

　社会的スキル訓練が行動の変容を目標とする介入であることから，当然ながら訓練実施の前，また実施後には，対象者の社会的スキルがどういうレベルにあるかを把握することが必須である。アセスメントは，一般的な心理的支援と同様の基本的手法によるが，社会的スキル訓練としては，特に行動とそれに関わる環境に関心を持つ視点が大切となる。

　（1）面接：本人，家族，同僚，教師などと直接に会うことで，今の生活状況，および重要な人との人間関係を現実的に把握することができる。言語を媒介として，比較的正確に多くの情報を収集することが可能である。言語的な側面のみならず，面接のその場で観察できる行動も評定の対象となる。

　（2）観察：制約を受けない日常場面における観察では，対象者の自然な行動について情報を得ることができる。社会的スキルは社会的状況で発揮されるのであり，そのレベルを判定するには貴重な方法である。

　（3）検査や評定表による評定：あらかじめ作成された社会的スキルのリストや質問項目に評定する方法で，標的とするスキルに焦点をあてて評定ができる。期待される社会的スキルは，発達段階や生活環境によって異なることから，評

定項目に挙げるスキル群が年齢的に，また学校，職場等の環境に相応しいことが必要である。

　（4）ロールプレイテスト：模擬的な対人場面を設定し，ロールプレイにおける行動のパターンを記録し分析する方法である。行動の発生を客観的に測定できるのが利点だが，そのためには状況を厳密に統制することが条件となり，また事前に評定する側の訓練が必要である。

　舳松（2010）は，検査や評価用紙からの情報はほんの限られたものであるとし，面接などから得た情報を併せた総合的なアセスメントを強調している。社会的スキル訓練の導入にあたり，上述したような複数の方法により得た情報を，行動的側面，社会的スキルの受信・処理・送信の側面から集約し，対象者個人のアセスメント用紙を作成することを奨励している。資料8-1（後掲）はSSTアセスメント用紙の一例である[注2]。一人の対象者に関する多くの貴重な情報源となることがわかる。現在の課題と，その相互の連関が読みとれるので，情報を訓練者と対象者の両方で共有しながら，またニーズを把握したり動機づけの高い目標設定をすることができる。

6．手法を構造的に組み合わせる

　（1）集団式か個別式か：社会的スキル訓練の五つの基本的構成要素を踏まえれば，訓練は集団，個別のいずれでも効果を上げることができる。集団式では，練習する対人場面の設定が多様になり，モデリングやフィードバックの機会も豊かになる。特に環境や目標が共通する成員のグループでは，参加者同士の共通理解が得られ，相互交流もより豊かになる。しかし，個々の対人目標の尊重，つまり個別化の視点を失わない注意が必要である。また，問題の深刻さによっては，集団の中で扱うことには限界がある場合もある。一方，個別型では，対象者が対人不安や緊張が強い場合でも導入しやすいという利点がある。また問題がかなり個人的で深刻なものであったり，至近に発生した問題など緊急性が高い場合にも対応がしやすい。短所は，訓練者が単独で対応するため，例示できるモデルやフィードバックのパターン等，セッション内の資源が限られてしまうことである。しかしながら，実際には1対1形式の支援場面が多いのも現

注2）「鹿大SSTアセスメント用紙」：鹿児島大学病院において実践されているもの。（問い合わせ先：鹿児島大学病院臨床心理室　小山徹平）

資料8-1　鹿大 SST アセスメント用紙（鹿児島大学病院臨床心理室）（1/2）

ＳＳＴアセスメント用紙

記入日　　　年　　　月　　　日　　記入者

氏名　　　　　　　　　　　　（男性・女性）　生年月日　　　年　　　月　　　日（　　歳）

診断名・主な症状

利用中の社会資源／グループ：：デイケア・作業所・ＯＴ・グループホーム・ホームヘルパー・地域生活支援センター

キーパーソン：

	社会状況面接	できている点・得意な点	不得意な点
日常生活 の自立	A. 家庭での日常生活 住所： 家族構成： 過ごし方：		
家族関係	家事・活動： 退屈な時： 楽しい時：		
集団場面	B. 教育と職業的な活動 勉強： 仕事経験： ボランティア： 仕事の準備： 興味：		
交友関係 対人技能	C 余暇活動 空白時間： 趣味： （スポーツ・読書・日記・音楽鑑賞・ 　楽器・TV/ラジオ・絵・美術鑑賞） 以前の趣味： D 対人関係 一緒に過ごす人： 重要なことを話せる人： 親しくなりたい人：		
再発予防 服薬症状 自己管理 健康維持	E 精神的な支え ホッとする時間、もの： その重要度： F 健康 症状対処： ストレス対処： 食生活： 運動： 睡眠：		

会話技能群	対立処理技能群	自己主張技能群	地域生活技能群	友達づきあいと デートの技能群	健康維持技能群	就労関連技能群
会話を初めて、続け て、終える	意見の食い違い や、ストレス状況の 処理	頼む・断る・自分の 考えや意見を伝え る	他の人と一緒に過 ごすこと、よい対人 関係を築き維持する	友達として適切な 距離、異性等への 適切な関わり	主治医や治療チーム のスタッフと話す	就職活動、職場での 人間関係維持

資料 8-1　(2/2)

行動特徴	SSTで実施できそうな課題
受信技能 ・相手の反応の受け止め ：注意の方向と向け方（適切・不適切） ：注意の持続（十分・不十分・できない） ：見／聞き間違い／逃し（ない・時々・頻繁） ・相手の反応の解読（適切・不適切） 　　／表情認知（適切・不適切） 　　／感情推測（適切・不適切） 　　＋状況認知（適切・不適切）	
処理技能 ・対人目標の決定（適切・不適切） ・対人反応の決定（適切・不適切） 　＋人間関係や社会文化的知識 　　（適切で十分・やや不足・不適切不十分） 　＋感情の統制（可能・不可能）	
送信技能 ・**言語的コミュニケーション** 　声の大きさ　　（小さい・適度・大きい） 　声の調子や抑揚（適切・不適切） 　会話のスピード（遅い・適度・早い） 　流暢性/会話のなめらかさ（ある・ない） 　間（適度にある・あるが適度ではない・ない） 　会話の自発性（自分から話せる・話せない） 　会話の持続性（ある・ない） ・**非言語的コミュニケーション** 　視線　　　（合う・合わない） 　表情　　　（豊か・乏しい） 　身振り　　（適度・乏しい） 　姿勢　　　（適度・悪い）	

知覚機能（見／聞き違い、視覚/音声優位、言語/非言語優位）
注意機能（注意持続・選択的注意・容量範囲）
記憶機能（記憶範囲・保持・ワーキングメモリー・意味／手続記憶）
実行機能（計画立案・複数課題・突発的／曖昧な状況対処）
＜事物＞（課題処理・作業遂行）
＜他者＞（場面状況認知・表情認知・感情推測）
＜自己＞（セルフモニター・自己洞察・衝動性・自律性／依存性）
▼認知機能障害の特徴から考えられる介入のポイント▼
スキル尺度の得点 　　　　　　　　　点（　　点 上昇・低下） ※変化した項目
SAFE 合計得点： 　　　　　　　　　点（　　点 上昇・低下） ※変化した項目

のばしたい行動・できている対人行動

状況・きっかけ	→	行動	→	反応・後続刺激（強化子）

問題行動・できていない対人行動

状況・きっかけ	→	行動	→	反応・後続刺激（強化子）

状況・きっかけ	→	行動	→	反応・後続刺激（強化子）

・本人の望んでいる目標（本人の夢、希望）

・スタッフから見た望ましい目標

長期目標★
★
短期目標☆
☆

状である。このような資源の限界を考慮しながら，丁寧なアプローチが可能である個別式 SST の長所を活かせる場であるとも言える。

　両者の併用，つまり，対象者に密接な課題を個別式で扱いながら，治療グループや学級単位による集団式を平行させるといった方法により，相乗的な効果が得られたという報告もされている（土屋・浅利，2011）。

　（2）問題解決法：これまで述べた社会的スキル訓練の方法が，ある具体的な社会的スキルの改善と向上を図るものだとすれば，問題解決法は，発生した問題に対する‘解決方法’，つまり解決するスキルそのものを向上させようとする方法である。社会的スキルの情報処理過程で言えば，問題解決法は「処理」過程への介入である。感情を落ち着けて・何が障害かを同定し・複数の手立てを考え・より有効な解決策を選択し・実行する，という六ないしは七つのステップから成る。問題解決療法はもともと D'Zullira & Goldfried（1971）によって提唱された認知行動療法的介入法であるが，社会的スキル訓練では，問題解決方法のトレーニングによって問題解決のスタイルを身につけ，既得スキルの応用力を強めることを狙いとしている。Liberman の自立生活技能（SILS）プログラム（1995）の領域ごとモジュールでは，「派生する問題」へ対処するために問題解決法の訓練が組み込まれている。通常の社会的スキル訓練セッションにおいても，課題によっては訓練者は臨機応変に組み込むことができる。たとえばスキル自体は獲得されているが，それを「どう実行するか」といったスキル遂行が問題の場合である。この場合の主目標は，その目下の問題（障害）を解決することに留まらずに，対象者の‘いかにスキルを発動するか’，といった問題解決‘能力’の習得となる。

Ⅲ　まとめ

　適用領域と，対象となる人が拡大し，さまざまの社会的スキル訓練プログラムが開発され，実践も盛んである。多くの研究ごとに定義が一様でないのは，対象者の発達の段階・生活する場面・過ごす相手等々によって必要とされる社会的スキルが多種多様であるという背景があった。有用なプログラムとは，対象者のニーズに即してこそのものであり，アプローチが集団，個別であるかを問わず，個別化の視点を持つことは非常に重要である。臨床現場のみならず，

市民一般の心の健康増進・予防に寄与できる社会的スキル訓練であればなおさらのこと，個々人が望む生活上・人生上の目標を応援できる支援でなければならないと考える。

（西山　薫）

文　献

安西信雄・池淵恵美（1998）．わが国における到達点―わが国における SST の歩み．SST 普及協会（編）SST の進歩．創造出版，pp.197-208.

相川　充（2000）．人づきあいの技術―ソーシャルスキルの心理学　セレクション社会心理学 20．サイエンス社．

相川　充（2009）．新版　人づきあいの技術―ソーシャルスキルの心理学　セレクション社会心理学 20．サイエンス社．

Argyle, M.（1981）．Social Skills and Health. London: Methuen.

Bandura, A.（1977）．Social Learning Theory. New Jewsey: Prentice Hall（原野広太郎監訳（1979）．社会的学習理論．金子書房）

Bellack, A. S., & Hersen, M.（1979）．Research and Practice in Social Skills Training. New York: Plenum Press.

Bellack, A. S., Muser, K. T., Gingerrich, S., & Agresta, J.（2004）．Social Skills Training for Schizophrenia: A Step-by-Step Guide − 2nd.ed. New York: The Guilford Press.（熊谷直樹・天笠　崇・岩田和彦（監訳）（2005）．改訂版わかりやすい SST ステップガイド−統合失調症をもつ人の援助に生かす（上巻・下巻）．星和書店）

D'Zullira, T. J., & Goldfried, M. R.（1971）．Problem Solving and Behavior Modification. Journal of Abnormal Psychology, 78, 107-126.

藤枝静暁・相川　充（1999）．学級単位による社会的スキル訓練の試み．東京学芸大学紀要第 1 部門，50, 13-22.

Goldstein, A. P., Apter, S. J., & Harootunian, B.（1984）．SHOOL BIOLENCE. Prentice-Hall.（坂野雄二（訳）向社会的行動を教える．内山喜久雄（監訳）（1989）．スクール・バイオレンス．日本科学社，pp.205-269.）

舳松克代（2010）．ドライランをライブでどうアセスメントするか．舳松克代（監修）小山徹平（編集）SST テクニカルマスター−リーダーのためのトレーニングワークブック．金剛出版，pp.47-70.

Hersen, M., & Bellack, A. S.（1976）．Social skills training for chronic psychiatric patient: Rationale, research findings and future directions. Comprehensive Psychology, 17, 559-580.

法務省矯正局（1997）．SST の指導手引き　法務省矯正局

堀毛一也（1990）．社会的スキルの習得．斎藤耕二・菊池章夫（編）社会化の心理学ハンドブック−人間形成と社会と文化．川島書店，pp.79-100.

菊池章夫（1988）．思いやりを科学する．川島書店．

Liberman, R. P.（2008）．Recovery from Disability: Manual of Psychiatric Rehabilitation.（西園昌久（監修）池淵恵美（監訳）(2011)．精神障害と回復－リバーマンのリハビリテーション・マニュアル－．星和書店）

Liberman, R. P., DeRici, W. J., & Mueser, K. T.（1989）．Social Skills Training for Psychiatric Patients.（池淵恵美（監訳）(1992)．精神障害者のための生活技能ハンドブック．医学書院）

Liberman, R. P.（編）安西信雄・池淵恵美（日本語版総監修）（1995）．自立生活技能（SILS）プログラム．丸善．

McFall, R. M.（1982）．A review and reformulation of the concept of social skills. Behavioral Assessment, 4, 1-33.

前田ケイ（2008）．医療以外の領域でのSST －矯正・保護分野でのSST－．精神療法, 34（2），229-235.

前田ケイ（2013）．基礎から学ぶSST．星和書店．

櫻井英雄・吉村雅世（1995）．矯正施設における処遇技法指導案の作成（ロールプレイング）．矯正研究所紀要, 10, 32-39.

佐藤正二・日高　瞳・後藤吉道・渡辺朋子（2000）．幼児に対する集団社会的スキル指導の効果．宮崎大学教育文化学部付属教育実践研究指導センター研究紀要, 7, 63-72.

佐藤正二・佐藤容子・高山　巌（1988a）．拒否される子どもの社会的スキル．行動療法研究, 12, 126-138.

佐藤正二・佐藤容子・高山　巌（1993）．引っ込み思案幼児の社会的スキル訓練－社会的孤立行動の修正－．行動療法研究, 19（1），1-12.

佐藤正二・佐藤容子編（2006）．学校におけるSST実践ガイド：子どもの対人スキル指導．金剛出版．

佐藤容子・佐藤正二・高山　巌（1988b）．攻撃的な幼児に対する社会的スキル訓練－コーチング法の使用と訓練の般化性－．行動療法研究, 19（1），13-27.

高山茂幸（1991）．精神薄弱者の職業前訓練における社会的スキル訓練についての一考察．職業リハビリテーション, 4, 56-60.

土屋　徹・浅利邦子（2011）．特別支援教育での事例：個別とグループ・セッションによる相乗効果．瀧本優子・吉田悦規（編）わかりやすい発達障がい・知的障がいのSST普及協会実践マニュアル．中央法規出版．

渡辺弥生・山本弘一（2003）．中学生における社会的スキルおよび自尊心に及ぼすソーシャル・トレーニングの効果－中学校および適応指導教室での実践－．カウンセリング研究, 36, 195-205.

第9章

怒りとつきあう

―― アンガー・マネジメント

　怒り (anger) は，文化や年齢に関わらず誰もが経験し表出する6つの基本的な感情（他に，喜び，驚き，悲しみ，恐れ，嫌悪）のなかでも，ことに強い主観的な体験として自覚されることが知られる（久保・賀・川合，2014）。理不尽な批判にさらされたとき，無視されたとき，あるいは日々のいざこざが積み重なったとき，たいていの人は少なからずいら立ちを覚え，怒りを感じるだろう。怒りは，誰もが経験する正常な感情反応であり，その体験そのものが心身の健康を損なうものではない。しかし，それがあまりにも頻繁に，強烈に，長い時間発生し続ける場合には深刻な問題となり得る。

I　怒りとは

　ここで改めて，怒りとは何だろう。湯川（2008）によれば，どのような視点に立つかによって，怒りはさまざまに定義され得る。たとえば，怒りが生じる認知的な原因に注目した場合，怒りは，「故意に不当な扱いを受けたときに生じる感情」としてとらえられる。また，怒りが生じたときの身体的な変化に注目する場合には，「緊急事態に対する交感神経系の活動亢進を中心とした身体の準備状態」という生理的な覚醒としてとらえることが可能である。他にも，その進化的な機能や社会的な意味に注目した定義が可能なことから，怒りは多層的な構造をもつ複雑な感情だといえる。ここでは，より包括的な視点に立つ定義として，アメリカ心理学会発行の心理学辞典による定義を紹介しておきたい。すなわち，怒りとは，「欲求不満や，想像上であるいは実際に他者から傷

つけられた経験，不当な仕打ちを受けたことなどから喚起される，緊張と敵意を特徴とする情動」である（APA, 2007 繁桝・四本（監訳）2013）。

　怒りは，その喚起に伴うネガティブな感情体験や攻撃性との結びつきから，抑制すべき対象としてとらえられることが多い。しかしながら，怒りには，その発動による自尊感情の保護や，適切な表現を通じて得られる他者からの共感や親密さの増進など，適応的で向社会的な役割も存在する（Averill, 1982; Novaco, 2007）。怒りが問題となり，治療的介入の対象となり得るのは，その頻度や強度，持続時間において過度であり，かつ／または，不適切な表出や抑制がなされる場合である。

Ⅱ　怒りと健康

　怒りは，さまざまな健康関連指標や疾患と結びつくことが知られている。日常的に怒りを多く経験する者ほど，全般的な健康状態が悪いという研究結果（境・坂野，2002）が示唆するように，過度の怒りは，広く心身全般の健康に影響する。

　身体的な健康との関連では，怒りと心臓血管系の疾患やその危険因子とのつながりが指摘されてきた（Chida & Steptoe, 2009; Everson-Rose & Lewis, 2005）。この領域では，1990年代半ばから2000年代前半に実施された研究が豊富である。たとえば，怒りの経験頻度や強度，表出傾向の高さは，冠状動脈疾患や高血圧（鈴木・春木，1994；井澤・依田・児玉・野村，2003），総コレステロール値やLH比（LDLコレステロール値／HDLコレステロール値）（Müller, Rau, Brody, Elbert, & Heinle, 1995）の高さと関連することが示されている。また，喚起された怒りを抑制する傾向の高さも，冠状動脈疾患や高血圧（Gallacher, Yarnell, Sweetnam, Elwood, & Stansfeld, 1999），LH比の高さ（Johnson, Collier, Nazzaro, & Gilbert, 1992），動脈硬化を進行させる免疫システム（Ishihara, Makita, Imai, Hashimoto, & Nohara, 2003）に影響するという。

　怒りと精神的な健康の関連については，抑うつとのつながりを検討した研究が最も多い（渡辺，2008）。抑うつ症状に伴う怒りの存在は，これまで数々の研究結果や臨床的な知見の中で示されてきた（Painuly, Sharan, & Mattoo, 2005）。うつ病の経過において観察される「アンガー・アタック（anger attack)」(Fava, Anderson, & Rosenbaum, 1990），すなわち，突発的で強烈な怒り発作の存在も知られるところである。また，抑うつ症状との関連が知られる「反すう」との関係では，抑制された怒りは，物事を何度も繰り返し考え続ける「反すう」の対象になりやすく，怒りの抑制と反すうには正の相関関係があること（Sukhodolsky, Golub, & Cromwell, 2001）や，ネガティブな反すう傾向が高い者は怒りを持続させやすいこと（荒井・湯川, 2006）が明らかになっている。

さらに，怒りは，多様な精神疾患とも結びつく感情である（Novaco & Jenwick, 2005）。アメリカ精神医学会による診断の手引きである DSM-5，あるいは世界保健機関（WHO）による ICD-10 のいずれにおいても，怒りに関わる症状のみを診断基準とする精神疾患は存在しないものの，診断基準の中に，怒りの表出と関連する症状を含む障害は少なからず確認される（表9-1）。慢性的で激しい怒りや，頻回のかんしゃく発作，怒りに基づく攻撃性の爆発などは，何らかの精神疾患の徴候である可能性があることを知っておきたい。

Ⅲ　怒りと攻撃

怒りは，攻撃性の情意的側面としてとらえることが可能である。だが，その一方で，怒りは，必ずしも攻撃的な言動に直結してはいない（Taylor & Novaco, 2005）。怒っていても攻撃はしていない，あるいは，攻撃的な言動が怒り以外の要因によって引き起こされていることもある。攻撃行動は，怒りの表出形態の一つであり，個人や状況によって怒りに伴う反応はさまざまである（木野, 2000；大渕・小倉, 1984；湯川・日比野, 2003）。

表9-2 に示されているのは，Averill（1982）が分類した怒りに伴う「道具的反応」，つまり，怒りを感じたときに人が示す多様な随意的行動である。この分類をもとに，日本人を対象に実施した研究（大渕・小倉, 1984）では，表9-2 にある直接的攻撃行動群と間接的攻撃行動群に含まれるすべての反応で，怒りを感じたときにはそうしたいと望むものの，実際に行うことは少ないという結果が報告されている。また，木野（2000）は，表9-2 には含まれない日本人に特有の反応として，「怒っていることを冗談っぽく言う」といった「遠回し」の表現を挙げている。怒りを経験した後の反応は，必ずしも攻撃的なものでは

表 9-1 怒りに関連する症状を診断基準に含む精神疾患（DSM-5 に基づく）

診断名	怒りに関連する症状
双極性障害および関連障害群	
双極Ⅰ型障害，双極Ⅱ型障害	（躁病エピソードや軽躁病エピソードにおいて）気分が異常かつ持続的に高揚し，開放的または易怒的になる。
抑うつ障害群	
重篤気分変調症	慢性的で激しい持続的な易怒性。頻回のかんしゃく発作と，かんしゃく発作の間欠期に認められる慢性的で持続的な易怒的または怒りの気分。
月経前不快気分障害	著しいいらだたしさ，怒り，または対人関係の摩擦の増加。
うつ病／大うつ病性障害 持続性抑うつ障害（気分変調症）	成人において観察される抑うつ気分が，子どもや青年では易怒的な気分として観察されることがある。
不安症群／不安障害群	
全般不安症／全般性不安障害	（追加症状としての）易怒性
心的外傷およびストレス因関連障害群	
急性ストレス障害	（覚醒症状として）挑発なしで示されるいらだたしさや激しい怒り。言語的または身体的な攻撃を伴う。
秩序破壊的・衝動制御・素行症群	
反抗挑発症／反抗挑戦性障害	怒りっぽく／易怒的な気分の持続
間欠性爆発症／間欠性爆発性障害	衝動的または怒りに基づく攻撃性の爆発
素行症／素行障害	人および動物に対する攻撃性
パーソナリティ障害群	
反社会性パーソナリティ障害	いらだたしさと攻撃性

なく，多様な表出がなされているのである。

Ⅳ　アンガー・マネジメントとその効果

　先にも述べた通り，怒りは，誰もが経験する正常な感情反応であり，建設的で適応的な役割を有する感情でもある。一方で，その頻度や強度，あるいは持続時間において過度な状態が続く場合には，心身にわたる健康状態の悪化や人間関係における軋轢，社会的評価の低下など，個人の生活全般に影響する問題を引き起こすことも事実である。また，極端な表出と過剰な抑制のいずれもが

表 9-2　怒りに伴う道具的反応

直接的攻撃行動群	身体的攻撃
	利益停止
	言語的攻撃
間接的攻撃行動群	告げ口
	相手の大事なものへの攻撃
攻撃転化行動群	人に八つ当たり
	物に八つ当たり
非攻撃的行動群	怒りと反対の表現
	相手との冷静な話し合い
	心を鎮める
	第三者と相談

出典：Averill（1982）　日本語訳は，大渕・小倉（1984）によるものである。

精神身体的な負荷を生み，人間関係の不利益をもたらす。

　怒りに対する反応のパターンは，人によってさまざまであり，それらはどれも個人の生活史の中で発現し，何らかのかたちで強化されることによって身に付いた習慣だといえる。幸いなことに，経験によって獲得された習慣は，必要とあれば，適切な手立てと前向きな取り組みによって変容可能である。1970年代に米国で誕生したアンガー・マネジメントは，怒りを無理に抑え込むのではなく，これと上手につきあい，制御するテクニックを身に付けるための心理的介入プログラムである。その効果は，Novaco（1975）に始まる数々の実証研究によって裏打ちされてきた。なかでも，認知・行動的なアプローチの有効性は，数多くのメタ分析（分析の分析。多数の研究結果をまとめて，より高い見地から比較し分析すること。）によって明らかにされている。

　たとえば，1970年から1995年に発表された50の研究結果を分析したBeck & Fernandez（1998）を皮切りに，児童青年を対象にした40の研究（Sukhodolsky, Kassinove, & Gorman, 2004），成人の外来患者を対象にした23の研究（Del Vecchio & O'Leary, 2004），発達障害を有する児童青年を対象にした18の研究（Ho, Carter, & Stephenson, 2010），知的障害を有する成人を対象にした12の研究（Nicole, Beail, & Saxon, 2013），犯罪歴のある成人男性を対象にした14の研究（Henwood, Chou, & Browne, 2015）など，いずれのメタ分析におい

ても介入の効果が確認されており，多様な属性をもつ人々の怒りの問題に対する有効性が支持されている。また，メタ分析のように効果量に基づく検討はなされていないものの，2000年以降に発表された成人を対象にした42の研究を，研究デザインと測定指標に注目して分類整理した展望論文においても，認知・行動的な介入の効果が示されている（Fernandez, Malvaso, Day, & Guharajan, 2018）。ただし，ここで確認しておきたいのは，これらの分析対象になった認知・行動的なアプローチは，アンガー・マネジメントとして統一されたプロトコルによるものではなく，それぞれに特徴を有するテクニックの組み合わせで構成された介入プログラムだという点である。

　また，アンガー・マネジメントという概念が普及するにつれて，この用語がもつ意味合いにも多様性が認められるようになっている。この点に関して，Novaco & Jenwick（2005）は，アンガー・マネジメントという概念に含まれる内容を，介入のレベルに応じて次の三段階に分けてとらえることを提唱している。一つめは，怒りに関する教育やサポート・グループ，折衷的な介入などを，各種カウンセリングや心理療法，薬物療法の中に柔軟に組み入れながら実施する「怒りの一般的な臨床ケア（general clinical care for anger）」である。二つめが，心理教育を中心に構造化された認知・行動的な介入であり，彼らはこのレベルに相当する取り組みを「アンガー・マネジメント（anger management）」と呼んでいる。もともとは個人を対象に適用されていたプログラムだが，近年では学校ベースあるいは司法領域の取り組みとして，集団で実施されることも多い。先に述べたメタ分析で対象になった報告の大半は，ここに含まれる取り組みである。三つめは，「アンガー・トリートメント（anger treatment）」と呼ばれ，怒りの深刻な問題を抱える対象者に向けて実施される個別の介入を指している。先の二つのレベルよりもさらに踏み込んだアセスメントを行い，そこで得られた情報をもとに，いわゆるテーラー・メイドな治療法が組み立てられる。ストレス免疫訓練（Meichenbaum, 1975）を怒りのコントロールに応用したNovaco（1977）の取り組みは，その先駆けといわれる。

　なお，Novaco & Jenwick（2005）は，怒りの問題に対して，認知・行動的なアプローチを選択する際には，次の二点を確認しておく必要があると述べている。第一に，対象者の抱える問題が，怒りのコントロールができていないことに由来するものかという点である。認知・行動的なアプローチは，最終的に

は，怒りの自己コントロール能力を高めることを目指して適用される。このため，怒りをコントロールする力が高まることによって，精神的な苦痛，攻撃性，犯罪的な行為，高血圧をはじめとする身体症状などの低減が期待される場合にこそ，認知・行動的なアプローチの効果が期待できるのである。第二に，対象者本人が，自らの怒りの反応パターンが有するコスト，つまり，従来の反応パターンによって失われているものや，犠牲になっている事柄を自覚できているか，あるいは介入初期の取り組みによって理解できるようになるかという点である。対象者の有する問題が深刻であるほど，生活の中に，それまでの怒りの反応パターンの有用性が浸透していることが多い。このため，「問題解決」に向かう取り組みが，本人にとってはかえって面倒くさい対処を求められるアンビバレントなものとなり，治療に対する動機付けが高まりにくくなるためである。

V　アンガー・マネジメントを構成するテクニック

　以下では，これまでの実践において，アンガー・マネジメントとしての効果が確認されている認知・行動的なテクニックを紹介してみよう。これらはいずれも，アメリカ行動療法認知療法学会（Association for Behavioral and Cognitive Therapies）が，さまざまな症状や問題とそれらへの介入法を一般ユーザーに向けて解説した「ABCT Fact Sheets」の中にある「Anger」の項目で示されているものである。すべてのテクニックがどの対象者にも効果的に作用するというわけではないだろうが，どれもが怒りの自己制御能力を高める方略として一定の効果を有することは確かである。実際の適用に際しては，対象者の怒りに関わる特徴を入念に査定した上で，効果の見込めるテクニックを選び出し，組み合わせていくことになる。

1．怒りへの気づきを高める

　怒っている人は，自分がなぜ怒っているのか，また，そのとき自分に何が起きているのかを自覚できていないことが多い。よって，怒りの問題にアプローチする際には，まず，対象者自身が，怒りのエピソードをできるだけ具体的かつ正確に把握することが望ましい。そのための方法としては，セラピストとの詳細にわたる話し合い，怒り喚起場面を再現しながら実施するロールプレイ，

日常の怒りエピソードを記録するセルフ・モニタリングなどが用いられる。いずれの方法を用いる場合にも，以下に示す内容を取り上げることによって，対象者は，自らの怒りの性質やその理由，そして怒りに伴う結果に気づくようになっていく。

いつ，どこで，怒りが発生するのか？

なぜ，怒りが発生するのか？どのような出来事や状況が怒りを招くのか？

どのような記憶やイメージが，怒りを引き起こすのか？

怒ったときには，情緒的・身体的にどのように感じているか？また，何を考えているか？

怒りの状況にどう対処しているか？

対処法はいつも同じか？いつも同じではないなら，それはなぜか？

あなたが怒ると，周囲の人々はどうしているか？

気づきの高まりは，自尊心や自分自身に対するコントロール感を向上させるとともに，アンガー・マネジメントそのものへの取り組みを促進する。気づきの高まりだけで問題が解決するわけではないものの，多くの場合にたいへん役立つことは確かである。

2. 回避と移動による怒りの中断

怒りを感じる場面から立ち去ることによって怒りを中断する方法である。文字通りに身体ごとその場から立ち去るのも良いし，メンタルにその場を離れるという方法もある。とにかく，怒りが湧き上がってきたら，速やかにその状況から離脱するのである。この方法を用いる際には，怒りの場に居合わせる可能性が高い配偶者や友人，同僚などに，予めその旨を伝えておくのも良いだろう。また，怒りが高まった状況ではすぐに相手に応じずに，当該の問題について考える時間や追加情報を収集する時間が欲しいと伝えて，応答を遅らせるという方法もある。あるいは，対応のモードを変更して，その場ですぐに口頭で応じる代わりに，書面やメールで返事をするというやり方もある。どれもが怒りの低減や防止に有効な方法である。

さらに，怒りとは関係のない活動に取り組んで気をそらすというのも一つの

やり方である。たとえば、年頃の娘との諍いが絶えない母親であれば、娘と宿題について言い争う代わりに、食事の献立を考えたり、洗濯をしたり、エクササイズにでも取り組んだ方が良い。他にも、ゆっくりと10まで数える、手指を固く閉じる、その場を離れてシャワーを浴びる、庭仕事をするなどの方法が考えられよう。

　上記の例は、いずれも、まずは落ち着くための時間と距離を確保して怒りを静めた後に、従前とは異なる適切なやり方で問題の状況にアプローチしていくというシンプルなテクニックである。先に紹介した気づきを高める方法と同じく、これらの方法も単独では十分な効果を発揮しにくいかもしれないが、怒りの過剰な表出を防ぐには効果的な方法である。

3. リラクセーション法

　怒りは、情動的で身体的な興奮をもたらす感情である。リラクセーションを用いる対処スキルでは、この興奮をターゲットにして、怒りの場面で自らを落ち着かせていく。リラクセーションの方法には、たとえば、ゆっくり深呼吸する、リラックス・イメージを思い浮かべる、気持ちが落ち着くことばやフレーズをゆっくりと繰り返す、筋弛緩法を用いるなどの方法がある。いずれの方法も、繰り返し練習することによって速やかにリラックスできるようになっていく。

　リラクセーション法をうまく使えるようになれば、治療セッションの中で怒りを和らげる方法として用いることが可能である。たとえば、セラピストによる誘導のもと、実体験に基づく怒り喚起場面をイメージして怒り感情を引き起こし、その後にリラクセーションを適用して怒りを静めるという方法である。このようなやり方を何度か繰り返しながら、徐々にセラピストの支援を減らしていくと、本人が単独で怒りレベルの上昇に対処できるようになっていく。治療セッションでの効果が自覚されると、日常場面でもリラクセーションによる怒りのマネジメントを試みるようになり、それに伴って、より冷静な態度で物事にアプローチできるようになっていくのである。

4. 態度と認知の変容

　物事のとらえ方や考え方が状況をさらに悪化させてしまうことがある。怒っていればなおさらである。たとえば、怒っている人は、ある特定の事柄を、単

に希望するとか好むのではなく，「〜すべき」，「〜であるべき」，「〜ねばならない」と要求してしまいがちである。また，自らの期待通りに進まない状況を，シンプルに「難しい」「思うようにいかないな」「実にがっかりした」などと受けとめることは少なく，「最悪の事態だ」とか「壊滅的な状態だ」というふうに受け止めがちである。自分にとって思わしくない状況を，このように極端に悪く受け止めてしまうと，誰もが普通に感じる欲求不満や苦悩，失望感などがいっそう強められ，結果的に怒りを増幅させてしまうことになる。

　このような物事に対する態度や認知を変容するテクニックでは，怒りを増幅させている考え方を特定して，これをより合理的な考え方に置き換えていく。リラクセーション法と同じく多様な方法が用いられる。たとえば，思考の誤りを丹念に調べる，ロールプレイを行う，セルフ・モニタリングを実施する，自分自身で物事の肯定的側面と否定的側面の両方を考えて検証するセルフ・ディベートを試みる，これまでのレパートリーにはなかった新しい行動を試してみるといった方法である。介入対象者とセラピストの協働によって適切な方法を選び出し，怒りを強めている態度やイメージに対する気づきを高めて，これを変容していくことになる。そして，対象者自らが，治療セッションで身につけた新しくてより合理的な思考パターンを実生活場面に適用していくことによって，怒りは低減されていくのである。

5.　ばかばかしいユーモア

　もう一つの認知的な変容テクニックは，ばかばかしいユーモアを取り入れる方法である。怒りの問題を笑い飛ばしてしまおうというのではない。敵意に取って代わるばかげたユーモアを治療の中に組み入れてみるのである。ばかげたユーモアは，ある種の怒り思考に対して，特に効果的である。たとえば，運転中に苛立つドライバーは，他のドライバーを「のろまな××！」と，テレビ放送であればピー音が被せられるような蔑称で罵るかもしれない。こうした言動は，自らの怒りをさらに増幅させている。このような場合，介入対象となるドライバーには，まず，その蔑称そのものが持つ意味を言語的に正しく定義してみるように伝える。「ABCT Fact Sheets」に示された例では，英語で「ロバ」という意味を併せ持つ卑俗なことば（「ass」）で相手を罵ったドライバーに対して，まずは，「ロバ」という動物を字義通りに正しく定義してみるように伝え，

続いて，その定義通りの「ロバ」の絵を描いてみることを勧めている。そして，また同じような状況に遭遇したときには，自分が描いた「ロバ」の絵を思い浮かべてみることを提案している。たとえば，それは，間抜けな顔をしたロバがハンドルを握っている図になる。ばからしいイメージを思い浮かべる自分に笑い，いったん落ち着いた後に，さほど怒りの湧かない方法で当該の状況にアプローチしてみるのである。

6. 受容と許し

　他人の行いの大半は，単に仕方のないものである。たとえば，子どもは飲み物をこぼすし，言い合いをしてすねたり叫んだりもする。どれくらいの悪さをしたら「ダメ」と言われるかを試してくることもある。仕事の関係で言えば，経済状況ゆえに解雇されてしまうことがある。また，夫婦は互いに，相手にとっての大切な事柄を忘れてしまうことがある。

　だが，何か問題が発生した時に，相手がわざとそうしたと考えるのは，たいてい間違っている。もし相手が本当にそうしたいと思っていたのなら，違うように行動できたはずだと考えている時には，その行動に関わる他の原因を見逃していることが多い。たとえば，配偶者や同僚には，あなたの言ったことが聞こえなかっただけであったり，友人がうっかり忘れてしまっただけというのはよくあることである。相手の思わしくない行動を，常に意図的なものだと考えてしまうと，怒りは増すばかりであって，何ら問題の解決にはつながらない。また，生物学的あるいは遺伝的な要因によって引き起こされている行動もあるだろうし，健全な発達や経済状況によってもたらされている問題は多いと受け止める方が，より現実に即した理解の仕方だろう。物事をありのままに受け容れる，あるいは許すことを促す介入は，このような現実の理解に役立つ。無駄に繰り返される小言や非難を減らしながら，他の人々との関係を改善していくのである。

7. スキルの向上

　誰もが経験する人間関係のもめごとや葛藤場面に対処するスキルが不足しているために，怒りを経験する人々がいる。たとえば，家計のやりくりについて配偶者と上手くコミュニケーションできないために喧嘩してしまったり，子ど

もの問題行動にどう対処すればいいか分からなくて激怒してわめいたり，同僚に率直な思いを伝える術を持たないために怒りをぶつけ，相手を畏縮させているような場合である。このようなケースでは，問題の状況に対処するスキルが不十分なために，怒りをエスカレートさせている。

　必要なスキルは人によって千差万別だが，適切なトレーニングを行えば，それまで対応に苦慮していた状況にも，冷静かつ直接的に課題解決に向かう方法でアプローチしていくスキルを身に付けることができる。たとえば，自分の気持ちや考え，信念などを正直に，率直に，その場にふさわしい方法で表現し，相手にも同じように表現することを奨励する「アサーション・トレーニング」は，その代表だといえよう。介入対象者とセラピストが協力して，まずは必要なスキルを特定し，対象者がそのスキルに違和感を抱かなくなるまで治療セッションで練習を重ねる。獲得したスキルは，実生活場面でも使ってみる。相応の時間をかけて実践とフィードバックを繰り返すうちに，対象者は，数々の怒り喚起場面に適用可能な原理や方略を学んでいく。一連の取り組みによって獲得されたスキルが，他者との葛藤や緊張を中断したり軽減させたりすることによって，怒りが減少していくのである。

　以上が，現行の「ABCT Fact Sheets」で紹介されているアンガー・マネジメントに効果的な認知・行動的なテクニックである。この他にも，近年，注目されている方法として，「今ここでの経験に，評価や判断を加えることなく能動的な注意を向けること（Kabat-Zinn, 2003）」を意味する「マインドフルネス」の適用がある。一般大学生を対象にしたアナログ研究では，短時間のマインドフルネス導入が怒り喚起場面における攻撃性を低減させること（Heppner et al., 2008）や，継続的なマインドフルネス瞑想が怒りに関わる反すうを低減させること（平野・湯川，2013）が明らかになっている。さらなる効果検証が待たれる介入法として紹介しておく。

　ここで紹介した認知・行動的なテクニックが，それぞれどのように組み合わされ，効果を発揮するのかは，具体的な事例報告を参照されたい。たとえば，Spiegler（2014）には，DVに関わる怒りの問題を抱える成人女性を対象に，セルフ・モニタリングとロールプレイを適用した事例（pp.113-115）や，ユーモラスなイメージを用いた事例（pp.231-232）が掲載されている。また，佐野・

中島・佐野・古根・千丈（2010）には，思春期の2事例に，心理教育，リラクセーション，ロールプレイ，スキル・トレーニングを適用した取り組みが報告されている。

（杉若弘子）

文　献

American Psychiatric Association (2013). Diagnostic and statistical manual of mental disorders (5th ed.) Arlington, VA: American Psychiatric Publishing.
（アメリカ精神医学会　髙橋三郎・大野　裕（監訳）（2014）．DSM-5 精神疾患の診断・統計マニュアル．医学書院）

荒井崇史・湯川進太郎（2006）．言語化による怒りの制御．カウンセリング研究，39, 1-10.

Association for Behavioral and Cognitive Therapies. ABCT Fact Sheets: Anger. https://www.abct.org/information/?m=minformation&fa=fs_ANGER（2020年8月14日確認）

Averill, J. R. (1982). Anger and aggression: An essay on emotion. New York: Springer-Verlag.

Beck, R. & Fernandez, E. (1998). Cognitive-behavioral therapy in the treatment of anger: A meta-analysis. Cognitive Therapy and Research, 22, 63-74.

Chida, Y., & Steptoe, A. (2009). The association of anger and hostility with future coronary heart disease: A meta-analytic review of prospective evidence. Journal of the American College of Cardiology, 53, 936-946.

Del Vecchio, T. & O'Leary, K. D. (2004). Effectiveness of anger treatments for specific anger problems: A meta-analytic review. Clinical Psychology Review, 24, 15-34.

Everson-Rose, S. A., & Lewis, T. T. (2005). Psychosocial factors and cardiovascular disease. Annual Review of Public Health, 26, 469-500.

Fava, M., Anderson, K., & Rosenbaum, J. F. (1990). Anger attacks: Possible variants of panic and major depressive disorders. American Journal of Psychiatry, 147, 867-870.

Fernandez, E., Malvaso, C., Day, A., & Guharajan, D. (2018). Empirically grounded clinical interventions 21st century cognitive behavioural therapy for anger: A systematic review of research design, methodology and outcome. Behavioural and Cognitive Psychotherapy, 46, 385-404.

Gallacher, J. E., Yarnell, J. W. G, Sweetnam, P. M., Elwood, P. C., & Stansfeld, S. A. (1999). Anger and incident heart disease in the Caerphilly study. Psychosomatic Medicine, 61, 446-453.

Henwood, K. S., Chou, S., & Browne, K. D. (2015). A systematic review and meta-analysis on the effectiveness of CBT informed anger management. Aggression and Violent Behavior, 25, 280-292.

Heppner, W. L., Kernis, M.H., Lakey, C. E., Campbell, W. K., Goldman, B. M., Davis, P.

J., & Cascio, E. V.（2008）. Mindfulness as a means of reducing aggressive behavior: dispositional and situational evidence. Aggressive Behavior, 34, 486-496.

平野美沙・湯川進太郎（2013）．マインドフルネス瞑想の怒り低減効果に関する実験的検討．心理学研究，84, 93-102.

Ho, B. P. V., Carter, M., & Stephenson, J.（2010）．Anger management using a cognitive-behavioural approach for children with special education needs: A literature review and meta-analysis. International Journal of Disability, Development and Education, 57, 245-265.

Ishihara, S., Makita S., Imai, M., Hashimoto, T., & Nohara, R.（2003）．Relationship between natural killer activity and anger expression in patients with coronary heart disease. Heart Vessels, 18, 85-92.

井澤修平・依田麻子・児玉昌久・野村　忍（2003）．怒り表出・経験と心臓血管系反応の関係について．行動医学研究，9, 16-22.

Johnson, E. H., Collier, P., Nazzaro, P., & Gilbert, D. C.（1992）．Psychological and physiological predictors of lipids in black males. Journal of Behavioral medicine, 15, 285-298.

Kabat-Zinn, J.（2003）．Mindfulness-based interventions in context: Past, present, and future. Clinical Psychology: Science and Practice, 10, 144-156.

木野和代（2000）．日本人の怒りの表出方法とその対人的影響．心理学研究，70, 494-502.

久保賢太・賀 洪深・川合伸幸（2014）．怒り状態の心理・生理反応．心理学評論, 57, 27-44.

Meichenbaum, D. H.（1975）. Stress Inoculation Training. New York: Pergamon Press.
（マイケンバウム, D. H.　上里一郎（監訳）（1989）．ストレス免疫訓練．岩崎学術出版）

Müller, M. M., Rau, H., Brody, S., Elbert, T., & Heinle, H.（1995）．The relationship between habitual anger coping style and serum lipid and lipoprotein concentrations. Biological Psychology, 41, 69-81.

Nicole, M., Beail, N., & Saxon, D.（2013）．Cognitive behavioural treatment for anger in adults intellectual disabilities: A systematic review and meta-analysis. Journal of Applied Research in Intellectual Disabilities, 26, 47-62.

Novaco, R. W.（1975）．Anger Control: The development and evaluation of an experimental treatment. Lexington Mass.: Lexington Books.

Novaco, R. W.（1977）．Stress Inoculation: A cognitive therapy for anger and its application to a case of depression. Journal of Consulting and Clinical Psychology, 45, 600-608.

Novaco, R. W.（2007）．Anger. In G. Fink（Ed.）, Encyclopedia of Stress（2nd ed.）（pp.176-182）. Amsterdam: Academic Press.
（ストレス百科事典翻訳刊行委員会（編）（2009）．ストレス百科事典　丸善）

Novaco, R. W. & Jenwick, S.（2005）. Anger management. In M. Hersen & J. Rosqvist（Eds.）, Encyclopedia of behavior modification and cognitive behavior therapy; vol. 1: Adult clinical applications（pp.6-11）．Thousand Oaks, Calif.: Sage Publications.

大渕憲一・小倉左知男（1984）．怒りの経験（1）—Averill の質問紙による成人と大学生の調査概況—．犯罪心理学研究，22, 15-36.

Painuly, N., Sharan, P., & Mattoo, S. K.（2005）. Relationship of anger and anger attacks with depression: A brief review. European Archives of Psychiatry and Clinical Neuroscience, 255, 215-222.

境 泉洋・坂野雄二（2002）. 大学生における怒りと全般的健康の関連　早稲田大学臨床心理学研究, 2, 21-32.

佐野 樹・中島公博・佐野奈津美・古根 高・千丈雅徳（2010）. アンガーマネジメントを施行した思春期行為障害の2例. 精神医学, 52, 553-559.

Spiegler, M. D.（2014）. Contemporary Behavior Therapy（6th ed.）. Boston: Cengage Learning.

Sukhodolsky, D. G., Golub, A., & Cromwell, E. N.（2001）. Development and validation of the anger rumination scale. Personality and Individual Differences, 31, 689-700.

Sukhodolsky, D. G., Kassinove, H., & Gorman, B. S.（2004）. Cognitive-behavioral therapy for anger in children and adolescents: A meta-analysis. Aggression and Violent Behavior, 9, 247-269.

鈴木 平・春木 豊（1994）. 怒りと循環器疾患の関連性の検討. 健康心理学研究, 7, 1-13.

Taylor, J. L. & Novaco, R. W.（2005）. Anger treatment for people with developmental disabilities: A theory, evidence and manual based approach. Chichester, West Sussex: John Wiley & Sons Ltd.

VandenBos, G. R.（Ed.）（2007）. APA Dictionary of Psychology. Washington, DC: American Psychological Association.
　（ファンデンボス, G. R.（監修）　繁桝算男・四本裕子（監訳）（2013）. APA 心理学大辞典. 培風館）

渡辺俊太郎（2008）. 怒りの健康への影響—怒りは健康を害するのか—. 湯川進太郎（編）怒りの心理学. pp.75-94, 有斐閣.

湯川進太郎（2008）. 怒りの理論—怒りとは何か—. 湯川進太郎（編）　怒りの心理学. pp.3-17, 有斐閣.

湯川進太郎・日比野 桂（2003）. 怒り経験とその沈静化過程. 心理学研究, 74, 428-436.

第10章

子どものメンタルヘルス問題を予防する

――子どものうつ，不安の予防，地域での援助

　社会の将来を担う子ども達の心身の健やかな成長を支えていくことは，われわれ大人達に課せられた重要な使命である。現在，子どものおおよそ 10 ～ 20％ がメンタルヘルスの問題を抱えているとされる。このことは多くの子どもや周囲が苦しみを抱えているということを意味するだけでなく，将来的に社会全体に深刻な負担をもたらすことにつながるといえる（World Health Organization: WHO，2001）。このような中，先の章でも述べられているように，公認心理師の役割の一つとして「心の健康に関する知識の普及を計るための教育及び情報の提供」が掲げられ，「心の健康教育に関する理論と実践」が大学院教育の必修科目として位置づけられた。さらに，教育領域についていえば，高等学校における保健体育の学習指導要領に「精神疾患の予防と回復」が設けられている（文部科学省，2018）。すなわち，子どものメンタルヘルスの問題に対する支援や予防は，これからの日本社会が重点的に取り組んでいくべき課題の一つであるといえる。そこで，本章では，心の健康教育を通じて，子どものメンタルヘルスの問題を予防するための取り組みについて紹介していきたい。

I　子どものメンタルヘルス問題の予防次元

　子どものメンタルヘルスについての問題を予防する上では，子どもに関わるすべての人たちが共有・共同できるような枠組みを提示することが重要である。この枠組みの一例として，図 10-1 に示すような対象者とリスク要因に焦点を当てた予防次元の考え方がある（Mrazek & Haggerty, 1994）。教職員や保護

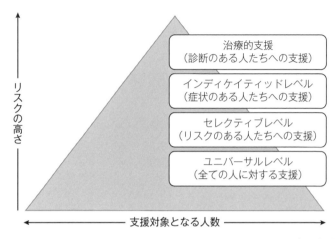

Mrazek & Haggerty（1994）を参考に作成

図 10-1　予防の段階的なモデル

者の中には，一番上に位置する診断のある人たちへの支援のみが，メンタルヘルス問題への対策と勘違いしてしまう人もいるかもしれない。現在困難を抱えている人たちに対する治療的支援は必要不可欠であるが，それと同時に診断のある人たちからそうではない人たちまで，すべての人たちへの支援を途切れることなく提供していくことが求められるのである。図の真ん中に位置するリスクのある人たち（セレクティブ）と症状のある人たち（インディケイティッド）に向けた両レベルの支援は重複する場合が多いため，両者をまとめてターゲットタイプと呼ぶことがある。たとえば，保健室登校にある子ども達に対する支援や，スクールカウンセリングにおける指導助言などがターゲットタイプのプログラムの代表的な方法である。一方，すべての人たちへの支援（ユニバーサルレベル）は，文字通りその集団を構成するすべての人たちに支援を提供する方法である。たとえば，教育領域では学級での授業形式や全校集会での実施などが考えられる。

　ユニバーサルレベルの介入は，学校独自の特徴を活かすことができる。まず，学校という場は，現実的にユニバーサルレベルの介入が実現可能である。公立私立の学校を含めると義務教育であれば，ほぼすべての児童生徒に対して何らかのアプローチをすることが可能となる。もちろん例外もあるが，成人を対象

にユニバーサルレベルの介入を実施しようと考えた場合と比較すれば，実現可能性に大きな差があることを理解していただけると思う。次に，教室でメンタルヘルスについて学習するということは，子どもにとっては最適な文脈であるとともに，教師の職業的専門性を最も発揮できる形態である（WHO，2001；2005 参照）という点は見逃すことができない。現在，問題を抱えている子どもにとっては，教室という馴染みのある場所で取り出されることなく学習できることは大きな利点となる。さらに，現在問題を抱えていない子どもにとっても，将来問題を抱えたときに使用できる具体的な技術や知識を学ぶことができる。それ以上に重要なのは，周囲の子ども達への正確な知識を伝えていくという役割である。問題を抱えている子ども自身のスキルを育てていくことはもちろん，その子どもを支え，スキルを伸ばしていく環境を整えていかなければ，学んだことが時間経過とともに消失してしまう。一方で，意図的にスキルを維持できる環境を整えることで，学んだスキルが維持されやすいことがわかっている（たとえば，荒木他，2007）。さらに，わが国ではメンタルヘルスの問題に対する偏見や誤解は未だ少なくない。ユニバーサルレベルでの介入は，メンタルヘルスの正確な知識の普及にも力を発揮することが示唆されている（佐藤他，2009）。そのため，問題を抱える可能性が高い子どものみならず，すべての児童生徒にアプローチできるユニバーサルレベルの介入は，心の健康についての知識の普及，学習の維持促進という観点から欠くことができない取り組みであるといえる。

　ターゲットタイプの支援にも独自の有用性が指摘できる。まず，ターゲットタイプの研究は，ユニバーサルレベルと比べて，一貫した成果が報告されている（Hetrick et al., 2016）。すなわち，すべての対象者に対する支援は長所があるとはいえ，効果の大きさという観点からは問題の兆候やリスク要因を有している子ども達を対象とした方が効果を発揮する可能性の高い支援が提供できる点は留意すべきである。そのように考えると，当該学年のすべての児童生徒を対象として質問紙調査などを行い，抑うつ症状の高い子ども達を識別し，その対象者を小グループとして教室以外での場で予防プログラムを実施するという方法や，教育委員会の管轄する教育相談施設や適応指導教室等でプログラムを導入するといった方法は有用であるといえる。ただし，ターゲットタイプの支援は，他の子どもに気づかれてしまうために学校適応に悪影響を示してしまう

リスクや，介入の時点では強い症状は見られないが，その後リスクが高まる児童生徒を見逃してしまう可能性があるため，導入に際して利益とリスクについては慎重に検討する必要がある（石川他，2006）。

　以上のことから，三つの予防レベルはどれか一つだけを実施すれば良いというものではなく，治療的支援まで含めて一貫性のある支援を提供することが肝心である。たとえば，治療的支援の必要な子どもが，その前に学級で基礎となる知識を学んでいれば，無理のない学習につながるだろうし，ターゲットタイプの介入でスクールカウンセラーから助言されていたことが，学級担任からも補足されれば，各レベルでの取り組みがさらに効果的に機能することになるだろう。すなわち，関係者全員が共通言語で語り合えるような支援体制を目指すことが，学校におけるメンタルヘルス予防において重要な観点であるといえる（石川他，2019）。

Ⅱ　子どものメンタルヘルス問題の予防的取り組みの成果

　わが国における子どものメンタルヘルス問題の予防的取り組みは，特にユニバーサルレベルにおける認知行動療法に基づく研究が積み重ねられてきた。その萌芽的取り組みは，2000 年代の初めから発表されるようになった学級単位の集団社会的スキル訓練（集団 SST）にある。小学校の学級単位の集団 SST に関する研究（後藤他，2001；金山他，200）が発表された後，幼児に対する集団 SST（岡村他，2009）や，中学生を対象とした集団 SST（江村・岡安，2003），といった形で対象となる校種を拡張していった。その後も，集団 SST に関しては全国的に数多くの研究が発表されるようになり（詳細は石川，2015），メタ分析によって結果を統合すると群内の効果サイズは大きいこともわかっている（高橋・小関，2011）。今日では，SST は生徒指導提要（文部科学省，2011）に盛り込まれており，教育場面における認知行動的な支援方法の一つとして定着を遂げたといえよう。

　この集団 SST の成果を応用したのが，小中学生を対象とした学級で教師が実施する抑うつ防止プログラムである。小学生から中学生くらいの年齢になるとうつ病の発症リスクが急激に高まることから（Abela & Hankin, 2008），この年齢における予防的取り組みが求められている。表 10-1

表 10-1　小中学校での抑うつ防止プログラムの成果

名称	次元	対象学年	回数	主な構成要素	成果
にっこりプロジェクト (Simle Project)	ユニバーサル	小学生 (中学年)	5	社会的スキル訓練	介入群と待機コントロール（WLC）群は，介入直後にそれぞれ社会的スキルの有意な上昇がみられ，進級後もその効果が維持されていた。加えて，両群は介入を受けた 1 年後も抑うつ症状が有意に低減していた（石川他，2010）。
					介入群と WL 群の両群について，3 年後まで抑うつ症状の低減が維持されており，同学年の子どもと比較して得点は有意に低いことが示された（Sato et al., 2013）。
認知的心理教育	ユニバーサル	小学生 (高学年)	2	認知再構成法	介入群と対照群を比較した結果，直後には差はみられなかったが，進級後である 3 ヶ月後において抑うつ低減効果がみられた。また，3 ヶ月後においては，ネガティブな自動思考の低減，サポートへの期待についてのポジティブな自動思考の向上，そしてスキーマの低減がみられた（小関他，2007）。
					認知的心理教育と社会的スキル訓練を受ける学級を比較した結果，直後には効果がみられないが，3 ヶ月後には，それぞれの介入群において，抑うつ低減効果を示すことが明らかとなった（小関・小関，2011）。
フェニックスタイム	ユニバーサル	小学生 (高学年)	9	心理教育 社会的スキル訓練 認知再構成法	介入群の児童はコントロール群の子どもに比べて抑うつ症状が大きく低減していた。介入群では抑うつ尺度のカットポイントを超える子どもの割合が低くなっていた。介入目標とされた社会的スキルと認知の誤りも介入前後で改善し，全般的な主観的学校不適応感も軽減され，抑うつに関する一般的な理解度が高まるといった効果が認められた（佐藤他，2009）。
	ユニバーサル	中学生	6	心理教育 社会的スキル訓練 認知再構成法	標準群との比較において介入前には差がみられなかったにも関わらず，介入群の 1 年後の得点においては抑うつ得点に差がみられた。さらに，介入前よりも介入後の方が，社会的スキルの改善とポジティブな自動思考の向上がみられた（高橋他，2018）。
心の健康チャレンジプログラム	ユニバーサル	中学生	8	心理教育 社会的スキル訓練 社会的問題解決訓練 認知再構成法	マッチングサンプルとの比較において，介入群で有意な得点の低減がみられ，実施後は介入群の方がコントロール群よりも有意に得点が低いことが示された（石川他，2009）。
「対反芻」心理教育プログラム	ユニバーサルターゲット (選択者)	中学生 高校生	4	心理教育 認知再構成法 対反芻	中学生においては，プログラム実施群は実施前に比べて実施後に抑うつと反芻の程度が低減した。高校生においては，プログラム実施後に反芻の程度が減少した（堤，2015）。

現時点で実施されているプログラムの概要とその成果について記載（石川，2013；2016 を参考に加筆・改変し作成）。対象学年は目安。回数，構成要素については主たるもののみを記載。

表10-2　勇者の旅の概要

セッション	テーマ	主な構成要素
1	いろいろな気持ちについて考えよう	心理教育
2	どんな場面で不安になるかを考えよう	心理教育
3	リラックスのやり方を知ろう	リラクセーション
4	不安を小さくする方法を考えよう	不安階層表・エクスポージャー
5	頭に浮かぶ『考え』について知ろう	認知再構成法
6	不安を大きくする『考え』について知ろう	認知再構成法
7	不安を小さくする『考え』について知ろう	認知再構成法
8	人間関係で不安にならないための話し方のヒケツを知ろう	社会的スキル訓練
9	これまで学んできたことをふりかえろう	復習
10	まとめと修了式	復習

Urano et al.（2018）を参考に作成

はわが国で発表されている主に小中学生を対象とした研究成果の一覧である。高校生を対象にしたものを除けば，ユニバーサルレベルでの介入が中心となっている。主な介入技法としては，心理教育，社会的スキル訓練，認知再構成法がある。これらを組み合わせた代表的なプログラムとして，「フェニックスタイム（佐藤他，2013）」がある。フェニックスタイムは，小学校の高学年を対象として開発されたプログラムであるが，現在は中学生にもその適用範囲を広げている。参加する児童生徒に探偵見習いとなってもらい，さまざまな事件を解決していくことで，抑うつ防止のために必要となるスキルを楽しんで身につけていけるような工夫がなされている。たとえば，佐藤ら（2009）による研究では，このプログラムに参加した児童150名は，参加しなかった同学年の児童160名と比べて抑うつの低減，社会的スキルの増進，ネガティブな認知の改善，および学校適応感の向上が報告されている。さらに，表10-1に示されているように，認知行動療法を活用した小中学生の抑うつ防止プログラムは，さまざまな地域，複数の研究チームによってエビデンスが蓄積されている。

　さらに近年では，抑うつ以外の問題についても予防的取り組みが進められている。「勇者の旅（Journey of the Brave: Urano et al., 2018）」は，10回からなる不安症の予防に特化したユニバーサル介入プログラムである（表10-2）。プログラムに参加した41名の小学5年生の児童は，コントロール群の児童31名

と比較して，介入後と 3 カ月フォローアップにおいて不安症状が減少することが確認されている（Urano et al., 2018）。この成果を踏まえ，プログラムのさらなる普及のために全国規模での指導者養成研修会を開催し，指導者の拡大を行っている。現時点では介入群 1,622 名，コントロール群 1,123 名を対象とした大規模なトライアルの成果が発表されており，介入群の方が不安症状の低減効果が大きいことが明らかとなっている（Urao et al., 2021）。ちなみに，中学生を対象として 149 名の介入群と 89 名のコントロール群の比較が行われているが，こちらのトライアルでは有意な群間差は検出されていない（Ohira et al., 2019）。一方，多様な問題にアプローチ可能であるという認知行動療法の特徴（すなわち，診断横断的な側面）を活用し，抑うつ，不安，怒りといった広範な問題を予防するために開発されたのが「こころあっぷタイム（Universal Unified Prevention Program for Diverse Disorders: Up2-D2; Ishikawa et al., 2019）」である。こころあっぷタイムは，全 12 回からなるプログラムで，上記の抑うつ防止プログラムの成果をベースに開発された（表 10-3）。715 名が参加したパイロットスタディにおいては，プログラム実施前後と 3 カ月後の計 3 回の測定を通して，児童回答の自己効力感，児童回答および保護者回答の全般的メンタルヘルス，そして教師回答の社会的スキルが有意に向上することが示された（岡他，2018）。さらに，その内の 213 人の回答から，9 割を超す子どもたちが学んだスキルを教室以外でも使える自信があると答えていることが明らかとなった（Ishikawa et al., 2019）。診断横断的な成果については，今後のトライアルの成果を注視していく必要はあるが，国立研究開発法人日本科学技術振興機構（JST）の社会技術研究開発センター（RISTEX）の助成を受け，官学協働の取り組みとして京都府を中心に社会実装が進められている。

Ⅲ　メンタルヘルス問題の予防プログラムの導入方法

　最後に，学校をはじめとした地域で子どものメンタルヘルス予防プログラム導入していく上での留意点について述べていきたい（図 10-2）。プログラムを導入する前に，まずは地域全体での問題意識の醸成が必要になる。たとえば，インフルエンザの注意喚起は毎年見かけるにもかかわらず，メンタルヘルスの問題についての啓発は残念ながら同じ水準では実施されていない。「子どもは

表 10-3　こころあっぷタイムの概要

セッション	ねらい	概要	主な構成要素
1	プログラムの導入を行う	プログラム導入，心の教育について触れる	心理教育
2	快活動を探る	自分が楽しめる活動や，落ち込んだ時に出来る活動を見つける	行動活性化
3	あたたかい言葉かけを身につける	友達にあたたかい言葉をかける練習を行う	社会的スキル訓練
4	適切な主張性を身につける	自分と相手を大切にした主張の練習を行う	社会的スキル訓練
5	リラクセーションをみにつける	リラクセーションの方法について学ぶ	漸進的筋弛緩法
6	自分の強みを同定する	自分と他者の良いところに気がつく	ストレングス
7	自分の考えに気づく	自分の考え方のくせに気づく	認知再構成法
8	自分の考えに挑戦する	より適応的な考え方を見つけ出す	認知再構成法
9	段階的な行動形成を行う	苦手なことについて挑戦する準備を行う	不安階層表・エクスポージャー
10	段階的な行動形成を行う	苦手だったことに段階的に挑戦する	不安階層表・エクスポージャー
11	問題解決的な技法を学習する	これからの問題に対処する方法を学ぶ	問題解決療法
12	これまでの技法をまとめる	これまでのまとめと復習を行う	まとめ

Ishikawa et al. (2019) を参考に作成

元気なものだ」というような固定観念や，「寝た子を起こすな」というような誤った信念にとらわれている限り，そもそもメンタルヘルスの予防の取り組み対する理解や協力を得ることは難しい。そこで，まずは，子ども達のメンタルヘルスの問題が社会にとって深刻な問題であり，われわれ大人が地域の中で積極的に活動していかなければならいという考え方を少しでも浸透させていく必要がある。たとえば，プログラムの導入の前に当該地域での実態調査から始めてみるというやり方がある。先に述べたように，一般的な認識に反してメンタルヘルスの問題を抱えている子どもは一定数存在するため，不安や抑うつの調査をしてみたら思っていたよりも多くの子どもが問題を抱えていることが明ら

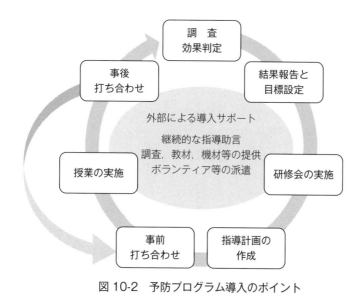

図 10-2　予防プログラム導入のポイント

　かになるかもしれない。そうなれば，メンタルヘルスの予防的取り組みに賛同してくれる人が増えることが期待される。現在は，子どもの不安や抑うつを測定するための有益なツールとして，スペンス児童用不安尺度（SCAS; Spence, 1998）の日本語版（Ishikawa et al., 2009）や，子ども用バールソン自己記入式抑うつ尺度（DSRS; Birleson, 1981）の日本語版（村田他，1996）などが使用できる。

　次に，当該の地域で取り組むべき目標を明確にしていく必要がある。ひとえに予防といっても，「初発予防」「再発予防」など目標となる成果が異なる。一般的に子どものメンタルヘルスの問題の発症を予防しようと思ったら，成人やそれ以降になるまで追跡する必要があるので，地域の限られた資源の中で実現することは難しい。ここまで扱ってきた予防的な取り組みは，すべて「リスク低減予防」を目指している。心理学的な予防とは「個人や集団全体に対して，障害・疾病・社会的な問題のリスクを減らすことを目的として行われる行動的・生物学的・社会的介入」であると定義されている（VandenBos, 2007　繁桝・四本訳，2013）。つまり，現時点での不安や抑うつ等の心理的な問題に関する指標の高さを軽減すること，あるいは不安や抑うつに関連するリスク要因を低

減させることが将来の問題のさまざまな側面の未然の防止につながると考えている。のである。たとえば，抑うつを例に挙げれば，対人関係の問題（Lewinsohn, 1975; Rudolph et al., 1994），非合理的な認知（Abela & Hankin, 2008），問題解決能力の欠如（Nezu, 1987），が抑うつ症状の増悪に寄与することが分かっているため，これらの要因を改善できるように先に述べた抑うつ予防プログラムは構成されている。まずは何を目的として，どのような構成要素を用いるべきなのかを関係者で慎重に検討しなければならない。今日の学校現場では，エビデンスの有無にかかわらず，さまざまな取り組みが紹介されている。そのため，当該地域のニーズに合致する効果が確認されたプログラムを吟味して選定していく必要がある。本章で紹介したプログラムは，エビデンスの水準は異なるものの，一定の成果を上げて導入されていることを付記しておきたい。

　目標が定められたら，実際の運用手続きについて検討していかなければならない。学級集団対象のユニバーサルレベルの介入の場合は指導案の作成が必須となり，個別の対象者に対するターゲットタイプの支援であれば個別の支援計画の立案が求められる。実施者がプログラムに精通した専門家であるのか，プログラムを実施したことがない心理師なのか，あるいは心理学の専門知識を有していない教職員なのか，についても吟味する必要がある。最初の導入時や実施者が未経験の場合，トレーニング方法についても検討しなければならない。学校現場での導入の場合，夏期休暇中の研修機会などを活用することが多いが，実際には単発の研修会では十分にプログラム内容を習得できない場合もある。たとえば，すでにプログラムを実施した実績があれば，ビデオなどで記録しておき，後から共有できるようにしておくことが望ましい。すでに実施された他の教職員の授業を視聴することは，次の授業実施者にとって大きな助けになる。また，専門家の横でコリーダーとしてプログラムに参加することも効果的なトレーニングとなる。いずれの場合でも，実施する現場の条件や資源に合わせて当初の計画を調整する必要が出てくることが多いので，事前打ち合わせや事後打ち合わせの時間を設けることも求められる。その中で出てきた反省点や修正案等を次のクラスの授業や，次年度の取り組みに活かしていけるからである。

　最後に，プログラムは実施したことに満足するのではなく，必ずその成果について体系的に評価しなければならない。もっとも基本的な方法は，プログラム実施前と実施後（pre-post：事前事後）の比較である。後から，この尺度をとっ

ておけばよかったなどと後悔することのないように，事前にきちんと計画をしておくことが求められる。学校現場では教育機会の均等から導入が困難なこともあるが，コントロール群を設定することができれば，さらに効果の検証は信頼できるものになるだろう（石川，2014 参照）。いずれの場合も，プログラムにどのような成果が期待できるのか，具体的かつ客観的に決めておくことが望ましい。「教室の中で子どもたちがやさしくなった」よりは，「仲間強化のスキルが平均で○点程度伸びた」という方がより具体的で，プログラムに参加しなかった人たちにも伝わりやすい。効果の証明されていない方法を実践することは，時間の浪費になるばかりか，参加してくれる子どもたちや，プログラムに実施に尽力してくれる学校関係者の協力を裏切る行為となる（佐藤他，2013）。

　学校現場でメンタルヘルスの予防の取り組みを導入する上で障壁となる点は時間的制約である。導入への障壁としては，「時間がない」「多忙すぎて新しいことを実施できない」といった声があげられることが多い。この点について根本的な解決は実施者には難しいとはいえ，特に導入時に内外の資源を数多く投入することで，この負担感はある程度軽減することができる。たとえば学校に関わる心理師や地域の指導助言ができる立場にある専門家は，導入時までには指導案の作成，教材の印刷，研修会の実施，ボランティアの派遣など人的・物的資源をできる限り提供することが望まれる。そのことによって，教職員の中でメンタルヘルスの予防的取り組みに特に興味を持ってくれたり，プログラムを実施してみたいと希望してくれたりする協力者が現れることがある。すると，組織内での協力者を柱にしてさらなる普及活動をしていくことが可能になる。結果的には，学校や地域の中で活躍する教職員が主導で行っていく方が，持続可能性の高い取り組みとなるだろう。時間がないからといって効果的な取り組みが後回しにされてしまい，効果の出ない取り組みに時間と労力を費やしてしまうことは避けたい。子どものメンタルヘルスの予防に効果的な取り組みを，多くの地域や学校，そして一人でも多くの子どもに届けていくことは，われわれに課せられた喫緊の課題である。

（石川信一）

文　献

Abela, J. R. Z., & Hankin, B. L. (2008). Handbook of depression in children and adolescents.

New York: Guilford Press.

荒木秀一・石川信一・佐藤正二（2007）．維持促進を目指した児童に対する集団社会的スキル訓練．行動療法研究, 33, 133-144.

Birleson, P.（1981）．The validity of depressive disorder in childhood and the development of self-rating scale. Journal of Child Psychology and Psychiatry, 22, 73-88.

江村理奈・岡安孝弘（2003）．中学校における集団社会的スキル教育の実践的研究．教育心理学研究, 51, 339-350.

後藤吉道・佐藤正二・佐藤容子（2000）．児童に対する集団社会的スキル訓練．行動療法研究, 26, 15-23.

Hetrick, S. E., Cox, G. R., Witt, K. G., Bir, J. J., & Merry, S. N.（2016）．Cognitive behavioural therapy（CBT）, third-wave CBT and interpersonal therapy（IPT）based interventions for preventing depression in children and adolescents. Cochrane Database Systematic Reviews. 8. CD003380.

石川信一（2013）．小中学校での抑うつ防止プログラム．Depression Frontier, 11, 83-88.

石川信一（2014）．実証に基づく心理トリートメント．岡市廣成・鈴木直人（監）青山謙二郎・神山貴弥・武藤　崇・畑　敏道（編）心理学概論（第2版）．ナカニシヤ出版, pp.299-306.

石川信一（2015）．認知行動療法　稲垣佳世子・河合優年・斉藤こずゑ・高橋惠子・高橋知音・山　祐嗣（編）児童心理学の進歩——2015年版——．金子書房, pp.161-194.

石川信一（2016）．子どもの社会的スキルと抑うつ．最新精神医学, 21, 423-431.

石川信一・岩永三智子・山下文大・佐藤　寛・佐藤正二（2010）．社会的スキル訓練による児童の抑うつ症状への長期的効果．教育心理学研究, 58, 372-384.

Ishikawa, S., Kishida, K., Oka, T., Saito, A., Shimotsu, S., Watanabe, N., Sasamori, H., & Kamio, Y.（2019）．Developing the Universal Unified Prevention Program for Diverse Disorders for School-aged Children. Child and Adolescent Psychiatry and Mental Health. 13, 44. https://doi.org/10.1186/s13034-019-0303-2

石川信一・村澤孝子・岡　琢哉・桑原千明・神尾陽子（2019）．小学校におけるメンタルヘルス予防プログラムの実装　水野雅文（編）心の健康発達・成長支援マニュアル（手引き）厚生労働省．

Ishikawa, S., Sato, H., & Sasagawa, S.（2009）．Anxiety disorder symptoms in Japanese children and adolescents. Journal of Anxiety Disorders, 23, 104–111.

石川信一・戸ヶ崎泰子・佐藤正二・佐藤容子（2006）．児童青年の抑うつ予防プログラム——現状と課題——．教育心理学研究, 54, 572-584.

石川信一・戸ヶ崎泰子・佐藤正二・佐藤容子（2009）．中学生に対する学校ベースの抑うつ予防プログラムの開発とその予備的効果検討．行動医学研究, 15, 69-79.

金山元春・後藤吉道・佐藤正二（2000）．児童の孤独感低減に及ぼす学級単位の集団社会的スキル訓練の効果．行動療法研究, 26, 83-96.

小関俊佑・小関真美（2014）．児童に対する認知的心理教育とSSTの抑うつ低減効果の比較．

ストレス科学研究, 29, 34-42.

小関俊祐・嶋田洋徳・佐々木和義 (2007). 小学 5 年生に対する認知行動的アプローチによる抑うつの低減効果の検討. 行動療法研究, 33, 45-58.

文部科学省 (2011). 生徒指導提要. 教育図書.

文部科学省 (2018). 高等学校学習指導要領解説保健体育編. 東山書房.

Lewinsohn, P. M. (1975). The behavioral study and treatment of depression. In M. Hersen, R. M. Eisler, & P. M. Miller (Eds.), Progress in behavioral modification (Vo. 1). New York: Academic Press.

Mrazek, P. J., & Haggerty, R. J. (Eds.) (1994). Reducing risks for mental disorders: Frontiers for preventive intervention research. Washington, DC: National Academy Press.

村田豊久・清水亜紀・森陽二郎・大島祥子 (1996). 学校における子どものうつ病——Birleson の小児期うつ病スケールからの検討——. 最新精神医学, 1, 131-138.

Nezu, A. M. (1987). A problem-solving formulation of depression: A literature review and proposal of a pluralistic model. Clinical Psychology Review, 7, 121-144.

Ohira, I., Urao, Y., Sato, Y., Ohtani, T., & Shimizu, E. (2019). A pilot and feasibility study of a cognitive behavioural therapy-based anxiety prevention programme for junior high school students in Japan: A quasi-experimental study. Child and Adolescent Psychiatry and Mental Health, 13, 40. https://doi.org/10.1186/s13034-019-0300-5

岡　琢哉・石川信一・渡辺範雄・笹森洋樹・桑原千明・山口穂菜美・齊藤　彩・近藤和樹・丸尾和司・神尾陽子 (2018). 小学校通常級におけるメンタルヘルス予防プログラムの有用性に関する研究. 第 10 回日本不安症学会学術大会, 東京, 2018.3.16.

岡村寿代・金山元春・佐藤正二・佐藤容子 (2009). 幼児の集団社会的スキル訓練——訓練前の特徴に焦点をあてた効果の検討——. 行動療法研究, 35, 233-243.

Rudolph, K. D., Hammen, C., & Burge, D. (1994). Interpersonal functioning and depressive symptoms in childhood: Addressing the issues of specificity and comorbidity. Journal of Abnormal Child Psychology, 22, 355-371.

佐藤　寛・今城知子・戸ヶ崎泰子・石川信一・佐藤正二・佐藤容子 (2009). 児童の抑うつ症状に対する学級規模の認知行動療法プログラムの有効性. 教育心理学研究, 57, 111-123.

Sato, S., Ishikawa, S., Togasaki, Y., Ogata, A., & Sato, Y. (2013). Long-term effects of a universal prevention program for depression in children: A 3-year follow-up study. Child and Adolescent Mental Health, 18, 103-108.

佐藤正二・佐藤容子・石川信一・佐藤　寛・戸ヶ崎泰子・尾形明子 (2013). 学校でできる認知行動療法——子どもの抑うつ予防プログラム [小学校編] ——. 日本評論社.

Spence, S. H. (1998). A measure of anxiety symptoms among children. Behaviour Research and Therapy, 36, 545-566.

高橋　史・小関俊祐 (2011). 日本の子どもを対象とした学級単位の社会的スキル訓練の効

　　果――メタ分析による展望――. 行動療法研究, 37, 183-194.

髙橋高人・松原耕平・中野聡之・佐藤正二 (2018). 中学生に対する認知行動的抑うつ予防
　　プログラムの効果――2年間のフォローアップ測定による標準群との比較――. 教育心理
　　学研究, 66, 81-94.

堤　亜美 (2015). 中学・高校生に対する抑うつ予防心理教育プログラムの効果の検討. 教
　　育心理学研究, 63, 323-337.

Urao, Y., Ohira, I., Koshiba, T., Ishikawa, S., Sato, Y., & Shimizu, E. (2021). Classroom-
　　based cognitive behavioural therapy: A large-scale non-randomised controlled trial of
　　the 'Journey of the Brave' Child and Adolescent Psychiatry and Mental Health, 15, 21.
　　https://doi.org/10.1186/s13034-021-00374-6

Urao, Y., Yoshida, M., Koshiba, T., Sato, Y., Ishikawa, S., & Shimizu, E. (2018).
　　Effectiveness of a cognitive behavioural therapy-based anxiety prevention programme
　　at an elementary school in Japan: A quasi-experimental study. Child and Adolescent
　　Psychiatry and Mental Health, 12, 33. https://doi.org/10.1186/s13034-018-0240-5.

VandenBos, G. R. (2007). APA dictionary of psychology. Washington, DC: American
　　Psychological Association. (ファンデンボス, G. R. 繁桝算男・四本裕子 (監訳) (2013).
　　APA心理学大辞典. 培風館)

World Health Organization (2001). The World Health Report: 2001. Switzerland; World
　　Health Organization.

World Health Organization (2005). Promoting mental health: Concept, emerging evidence,
　　practice. Switzerland; World Health Organization.

第**11**章

健康な職場づくりの中の心の健康教育

I 職場のメンタルヘルス対策の現状

　日本では生産年齢人口が減少しつつある。心身の健康の保持増進は，企業にとっては優れた人材を確保し，生産性を維持するために労働者にとっては就労を継続し，安定した生活を維持するために，重要なものとなっている。

　精神疾患やメンタルヘルス不調を抱える労働者は珍しくない。厚生労働省の平成30年労働衛生調査（実態調査）によれば，50名以上が働く事業所の26.2%には，過去1年間にメンタルヘルス不調により1カ月以上休職した労働者がおり，メンタルヘルス不調により退職した労働者がいた事業所も14.6%に上る。うつ病や不安障害による経済的損失は，治療に必要な医療費よりも，仕事を休むことで生じる労働力の損失や業務遂行能力の低下によって生じる業務中の生産性低下による損失の方が大きいと考えられている。

　厚生労働省は2006年に，「労働者の心の健康の保持増進のための指針（メンタルヘルス指針）」を示し，企業に職場におけるメンタルヘルス対策に取り組むことを促した。メンタルヘルス指針は日本における職場のメンタルヘルス対策の基本となっており，労働者自身による「セルフケア」，管理監督者による「ラインケア」，職場の産業医や保健師，衛生管理者，人事労務管理スタッフなどによる「事業場内産業保健スタッフ等によるケア」，職場外の専門機関や専門家の支援を受けて行う「事業場外資源によるケア」（いわゆる四つのケア）を推進し，メンタルヘルス不調を未然に防止する「一次予防」，メンタルヘルス不調を早期に発見し，適切な措置を行う「二次予防」及びメンタルヘルス不調

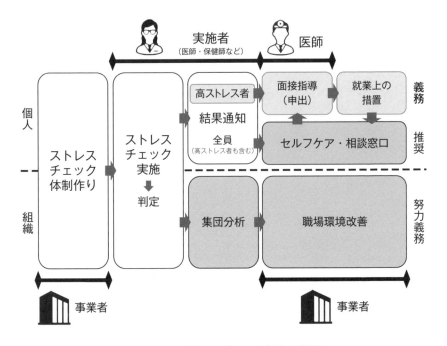

図 11-1　ストレスチェック制度の概要

となった労働者の職場復帰の支援等を行う「三次予防」が円滑に行われること
を推奨している。

　実際には，過労自殺に注目が集まっていたこともあり，職場のメンタルヘル
ス対策は二次予防と三次予防が中心に進められた。しかし，残念なことに今も
過労自殺は後を絶たず，精神疾患の労災補償請求も増加の一途をたどっている。
職場のメンタルヘルスの問題は現在も深刻な状態が続いているといってよいだ
ろう。

　近年は，労働安全衛生法の改正により 2015 年からメンタルヘルス不調の
未然防止（一次予防）を主目的とするストレスチェック制度が開始された
（図 11-1）。ストレスチェック制度の開始当初は，ストレスチェックの実施者に
なれるのは医師と保健師，研修を受けた看護師，精神保健福祉士に限られてい
たが，現在は，公認心理師も研修を受けることで実施者になることが可能となっ
ている。ストレスチェックを実施するだけではなく，ストレスチェック結果を

活かす取り組みが重要といえる。また，経済産業省は 2014 年から健康経営銘柄の選定を，2016 年には健康経営優良法人認定制度を開始している。健康の維持促進にも注目が集まるようになり，働き方改革関連法案が施行されたこともあって，二次予防と三次予防を中心に進められた職場のメンタルヘルス対策も，一次～三次予防さらには幸福感や健康増進などのゼロ次予防を含むものへと広がりをみせている。

II　職場における心の健康教育

　心の健康教育は職場のメンタルヘルス対策の柱の一つになっており，管理監督者を含め雇用するすべての労働者を対象としセルフケア研修と管理監督者を対象としたラインケア研修を行うのが一般的である。メンタルヘルス指針では，事業者が積極的に取り組むべきメンタルヘルス対策の具体的な進め方の一つとして「メンタルヘルスケアを促進するための教育研修・情報提供」が上げられており，セルフケア研修，ラインケア研修とともに，保健師や衛生管理者といった事業所内産業保健スタッフを対象とした研修を行うことを企業に求めている（表 11-1）。

　厚生労働省の平成 30 年労働衛生調査（実態調査）では，メンタルヘルス対策に取り組んでいる事業所の割合は 59.2％となっている。メンタルヘルス対策に取り組んでいる事業所の取組内容（複数回答）をみると，「労働者のストレスの状況などについて調査票を用いて調査（ストレスチェック）」の 62.9％に次いで「メンタルヘルス対策に関する労働者への教育研修・情報提供」が 56.3％となっている。また，「メンタルヘルス対策に関する管理監督者への教育研修・情報提供」は 31.9％，「メンタルヘルス対策に関する事業所内の産業保健スタッフへの教育研修・情報提供」は 13.0％なっていることからも，セルフケア研修とラインケア研修が主要なメンタルヘルス対策になっていることが分かる。

　心の健康教育は心理教育とも呼ばれる。心理教育は疾患を抱える患者やその家族を対象に，疾患や対処法の知識を扱うことが多い。一方，職場における心の健康教育の対象者は疾患の有無にかかわらず，その企業に雇用されている労働者や管理監督者となり，中には疾患を抱えながら働いている者がいるものの，

表 11-1　メンタルヘルス指針に示されている研修内容

（厚生労働省，2016）

対象	教育研修・情報提供の内容	教育研修・情報提供項目
全ての労働者（管理監督者を含む）	事業者は，セルフケアを促進するため，管理監督者を含む全ての労働者に対して，次に掲げる項目等を内容とする教育研修，情報提供を行うものとする。	①メンタルヘルスケアに関する事業場の方針 ②ストレス及びメンタルヘルスケアに関する基礎知識 ③セルフケアの重要性及び心の健康問題に対する正しい態度 ④ストレスへの気づき方 ⑤ストレスの予防，軽減及びストレスへの対処の方法 ⑥自発的な相談の有用性 ⑦事業場内の相談先及び事業場外資源に関する情報
管理監督者	事業者は，ラインによるケアを促進するため，管理監督者に対して，次に掲げる項目等を内容とする教育研修，情報提供を行うものとする。	①メンタルヘルスケアに関する事業場の方針 ②職場でメンタルヘルスケアを行う意義 ③ストレス及びメンタルヘルスケアに関する基礎知識 ④管理監督者の役割及び心の健康問題に対する正しい態度 ⑤職場環境等の評価及び改善の方法 ⑥労働者からの相談対応（話の聴き方，情報提供及び助言の方法等） ⑦心の健康問題により休業した者の職場復帰への支援の方法 ⑧事業場内産業保健スタッフ等との連携及びこれを通じた事業場外資源との連携の方法 ⑨セルフケアの方法 ⑩事業場内の相談先及び事業場外資源に関する情報 ⑪健康情報を含む労働者の個人情報の保護等
事業場内産業保健スタッフ等	事業者は，事業場内産業保健スタッフ等によるケアを促進するため，事業場内産業保健スタッフ等に対して，次に掲げる項目等を内容とする教育研修，情報提供を行うものとする。また，産業医，衛生管理者，事業場内メンタルヘルス推進担当者，保健師等，各事業場内産業保健スタッフ等の職務に応じて専門的な事項を含む教育研修，知識修得等の機会の提供を図るものとする。	①メンタルヘルスケアに関する事業場の方針 ②職場でメンタルヘルスケアを行う意義 ③ストレス及びメンタルヘルスケアに関する基礎知識 ④事業場内産業保健スタッフ等の役割及び心の健康問題に対する正しい態度 ⑤職場環境等の評価及び改善の方法 ⑥労働者からの相談対応（話の聴き方，情報提供及び助言の方法等） ⑦職場復帰及び職場適応の支援，指導の方法 ⑧事業場外資源との連携（ネットワークの形成）の方法 ⑨教育研修の方法 ⑩事業場外資源の紹介及び利用勧奨の方法 ⑪事業場の心の健康づくり計画及び体制づくりの方法 ⑫セルフケアの方法 ⑬ラインによるケアの方法 ⑭事業場内の相談先及び事業場外資源に関する情報 ⑮健康情報を含む労働者の個人情報の保護等

大半は健常者である。宮崎（2013）は心理教育を，患者および健常者が「well-being になるために心理学で培ってきた知識・技術を教えること」と定義しているが，職場における心の健康教育の内容は，疾患や対処法の知識だけでなく，well-being の向上につながる幅広い知識・技術，ハラスメントや過重労働，性の多様性の問題など，その時々で社会問題として注目されているさまざまな問題やテーマを扱うことが求められる。メンタルヘルス指針に示される研修内容を踏まえながら各企業からのニーズにも応じていく必要がある。

Ⅲ　科学的根拠に基づく研修

　メンタルヘルス対策として取り組む以上，実際に職場のメンタルヘルス問題の解決や予防に効果があることが重要である。セルフケア研修でも，ラインケア研修でも，さまざまな内容のプログラムがすでに行われているが，すべてのプログラムで有効性が検証されているわけではない。島津ら（2014）はセルフケア研修に関して，関屋ら（2018）はラインケア研修に関して，科学的根拠に基づくガイドラインと，それに基づく研修マニュアルを刊行している。

　セルフケア研修のガイドライン（表11-2）からもラインケア研修ガイドライン（表11-3）からも，メンタルヘルス対策として効果が期待できる研修は，知識を座学で学ぶだけではなく，実際の体験を通して学べるようにすることが重要であり，そのためにはある程度の研修の回数や時間が必要であること，研修以外のメンタルヘルス対策との連動が必要なことが分かる。

Ⅳ　職場の状況に合わせた進め方を考える

　メンタルヘルス指針や有効性が確認された研修ガイドラインがあっても，実際にそれに沿って心の健康教育を進められる職場ばかりではない。メンタルヘルス対策に初めて取り組むという職場や職場内にメンタルヘルスの知識を持っている人がいないという職場もあれば，法律上の義務だから取り組むという職場や，担当者としては積極的にメンタルヘルス対策を進めたいが，経営層や管理監督者達がそこまで必要性があると感じていないという職場など状況はさまざまである。

表 11-2　セルフケア研修のガイドライン（島津他，2014）

計画・準備	推奨１：実施回数 　心理的ストレス反応の低減を目的としたプログラムの場合，最低２回の教育セッションと１回のフォローアップセッションを設ける。 推奨２：ケアの提供者 　職場のメンタルヘルスの専門家，もしくは事業場内産業保健スタッフが実施する。 推奨３：ストレス評価の事後対応 　労働者のストレス状況を評価する場合は，評価結果を返却するだけでなく，ストレス軽減のための具体的な方法（教育や研修）を併せて提供する。 ヒント１：対象の設定 　時間，費用，人的資源などに制約がある場合には，優先度の高い集団から実施する。 ヒント２：１回あたりの実施時間 　１回あたりの実施時間は２時間程度とすることが望ましい。
内容	推奨４：プログラムの構成 　プログラムでは，認知・行動的アプローチに基づく技法を単独で用いるか，リラクセーションと組み合わせて実施する。
形式	推奨５：プログラムの提供形式 　事業場や参加者の特徴・状況に応じて，提供形式（集合教育，個別教育）を選択する。 ヒント３：セルフケアとその他の対策との組合せ 　学習内容の活用を促進させるための職場環境づくりを行う（裁量権を上げるための対策を併用する）。
事後の対応	推奨６：フォローアップセッションの設定 　教育セッションの終了後にフォローアップセッションを設け，プログラムで学んだ知識や技術を振り返る機会や日常生活での適用を促進する機会を設ける。 ヒント４：活用促進のための工夫 　知識や技術を定着させ，日常生活での活用を促進するための工夫を行う。

　職場でメンタルヘルス研修を行うにしても，その他のメンタルヘルス対策に取り組むにしても，経営層や管理監督者の理解は欠かせない。実際に初めてメンタルヘルス対策に取り組むという職場に関わると，経営層や上位の管理監督者，職場内の健康障害の防止に取り組む衛生委員会のメンバーに向けの研修を行い，セルフケア研修やラインケア研修の実施が決まり，年１回１時間程度の研修を行いながら，随時，不調者や休職者の対応を行い，ストレスチェックの実施や集団分析結果の経営層や管理監督者へのフィードバックを繰り返し行うことを通して，職場内でメンタルヘルス対策への意識が徐々に高まり，研修の時間や機会が増えたり，研修以外の対策が充実していったりすることが多い。経験上は最初の経営層や管理監督者向けの研修から数年程度で，管理監督者か

表 11-3　ラインケア研修のガイドライン（関屋他，2018）

対象者の選別	推奨 1：全ての管理職にメンタルヘルス研修を実施する（推奨度 B）。 推奨 2：教育の必要性が高い集団を同定し，優先して研修を行う（推奨度 A）。 推奨 3：対象事業場のニーズや状況に焦点を合わせた研修を企画する（推奨度 A）。 ヒント 1：研修内容はその必要性によって対象管理職の層分けを行う（推奨度 C）。
研修内容・形式	推奨 4：研修内容には，「労働者の心の健康の保持増進のための指針」で推奨されている事項および代表的な職業性ストレス要因に関する事項を含める（推奨度 A）。 推奨 5：管理監督者の行動変容を目的として研修を行う（推奨度 B）。 ヒント 2：効率的に管理監督者の理解を深める工夫をする（推奨度 B）。 ヒント 3：相談対応の技術として参加型実習を取り入れる（推奨度 B）。 ヒント 4：その事業場の課題やデータを提示する（推奨度 C）。 ヒント 5：事例を提示して，研修への動機付けを図る（推奨度 C）。
研修頻度・期間	推奨 6：管理職教育は一度だけでなく，複数回繰り返して実施する（推奨度 B）。 推奨 7：教育内容を数回に分けてステップアップしていく（推奨度 C）。 ヒント 6：一年に一回研修を行う（推奨度 A）。

　らメンタルヘルス不調が疑われる部下への対応の仕方について相談を受けたり，管理監督者が部下に専門家への相談を勧めたりすることが増えるなど，管理監督者のメンタルヘルス対策への態度の変化が実感できることが多い。中長期的な視点をもって，職場の状況を把握し，今はどんな取り組みが必要か考え，実現可能なところから実施することが大切といえる。

V　研修を行う環境への配慮

　日本の職場の教育訓練は，研修会など，職場から離れて学ぶ Off the Job Training（Off-JT）より，実際に現場で経験を積みながら学ぶ On the Job Training（OJT）が重視する傾向があるといわれる。研修の回数や時間は限られていることが多く，メンタルヘルス研修以外にも行わなければならない研修もある。中小規模の企業では，セルフケア研修もラインケア研修も年に 1 回 1 時間の時間を確保するのもやっとという場合が多い。また研修を受ける労働者も，やらなければならない仕事がある中で研修に時間を取られることに負担感を感じる場合や，研修を受ける必要性を感じていない場合もある。

　実際，忙しい職場（大抵は高ストレスな職場で対策の優先度が高いため，研修の対象となりやすい）で研修を行うと，業務のため開始時間に遅れてくる者や研修中に仕事の連絡が入り，途中退室する者も珍しくない。研修後のアンケートでも「必要な研修なのだろうが，やらなければならない仕事が山積している状況では，研修に出なければならないことにストレスを感じてしまう」といった内容の記載を目にすることもある。

　参加者が研修の必要性を理解し，研修を受ける間，内容に集中し，学びやすい環境を作ることは，研修の企画や準備の段階で考慮する必要があるだろう。また，参加者の研修への動機づけを高めるためには，職場内の研修担当者や管理監督者に研修の目的や意義を理解してもらい，研修担当者や管理監督者から職場内での研修の日時や場所などとともに，研修の目的や意義を参加者に積極的に周知してもらえるよう働きかけることが必要である。

Ⅵ　参加者や研修のセッティングに合わせた工夫

　一口に労働者といってもさまざまな人がいる。年齢だけでも 10 代の新入社員から定年後継続延長になった 60 歳以上のベテランまで幅広い。学歴や家族背景，仕事の内容，働いている環境もさまざまであり，研修の行い方も職場によって異なる。中小規模の企業では，事業所の全労働者を対象，全管理職を対象というように一斉に実施する場合が多い。規模が大きい企業では階層別に行われることも多く，セルフケア研修の場合，新入社員・中途採用者，〇年目の社員というように，入社からの年数などにより階層が作られ，ラインケア研修の場合は，初めて部下をもつ新任監督者，課長級，部長級など役職で階層が作られていることが多い。

　セルフケア研修においても，ラインケア研修においても，階層別に複数回の研修機会が設定できる場合は，参加者の年齢や仕事の内容に合わせて，研修内容を変えたり，計画的に新たな知識を追加していったり，同じテーマで研修を行う場合でも，参加者に合わせた例や表現を用いたりする工夫が可能である。一方，幅広い層が一度に参加する場合には，誰でも身に付けておいた方が良い基本的な内容にする必要があるが，初めて研修を受ける参加者がいる反面，過去に同じ研修を何度か受けた参加者もいるため，基本的な内容を繰り返しなが

らも，前年とまったく同じ内容にならないように工夫する必要がある。メンタルヘルス研修の中で扱えるテーマは，メンタルヘルスやストレス以外にもハラスメントやコミュニケーション，睡眠，タイムマネジメント，ジョブ・クラフティング，ワークエンゲージメント，キャリア形成，職場の環境作り，ダイバーシティなど幅広い。過去に行われた研修内容も考慮しながら，内容を考えると良いだろう。

Ⅶ　その時々の話題や新しい研究の知見を取り入れる

労働関連の法律は改訂が多く，改訂に関連した内容を研修の中で取り上げることも多い。近年でいえば，ストレスチェック制度や長時間労働の上限規制，ハラスメント規制などである。また，過労自殺や職場のいじめなど，メディアに大きく取り上げられた最近の問題を扱うなど，参加者の興味関心を持ちやすいよう工夫することが必要である。

同時に新しい研究の知見をとりいれることも大切である。たとえば，疾病の早期発見・早期受診は重要であり，そのためには専門家への相談が必要である。2015 年から開始されたストレスチェック制度でも，高ストレスと判定された場合は医師による面接指導を受けることができるが，厚生労働省が平成 30 年に公表した実施状況では，ストレスチェックを受検した労働者の中で面接指導を申し出た者の割合は 0.5％であった。このことからストレスチェックを行うだけでは，ハイリスクな労働者を専門家への相談につなげる効果はそれほど期待できないことがわかる。

シュレンペル（2019）は日本の専門学校・大学の学生を対象に調査を行い，うつ病と認識していても，受診しようと考える人とそうでない人では，症状やリスク要因，治療効果の認識に差があることを示した。受診しようと考える人は，睡眠や頭痛，めまい，疲労などの身体症状を認識しており，脳機能の問題といった生物学的要因や過重労働や疲労，気疲れといった環境的要因に起因した問題と考えていることが多く，受診しないと考える人は，治療をうけても改善するか分からない，何も変わらないと考えていることが多かった。

また，Tomczyk ら（2018）はドイツの一般住民を対象に調査を行い，うつ病に関する知識は専門家への相談を予測せず，女性や若者ほど，友人や家族な

どに相談しやすいこと，うつ病が重症であるほど，専門家に相談しやすいことなど，年齢や性別，学歴や重症度などが関連することを示した。

こうした研究の結果を考えると，疾病の早期発見と早期受診のために専門家への相談を促進しようとすると，少なくとも若者を対象としたセルフケア研修では，うつ病の身体症状や脳機能の問題，環境的なリスク要因，治療の効果などを研修内容に盛り込むことが効果的と考えられる。また，ラインケア研修で行うことが多い，身近な人から相談を受けた場合の対応についてもセルフケア研修で扱う価値があるといえるだろう。

Ⅷ 職場における心の健康教育に取り組むために

職場における心の健康教育は，法律上の枠組みにそって，それぞれの事業所の状況に合わせながら，また科学的根拠に基づく研修のガイドラインや最新の研究の成果もふまえながら，職場のメンタルヘルス問題の解決や予防，職場の生産性労働者の well-being の向上に効果が期待できる方法を考える必要がある。

教育機会として研修はあるものの，研修で学んだ知識・技術を実際の問題に活かせるようになるためには，研修だけでは明らかに足りない。一人一人の労働者が実際に働く中で出会う問題へ対応することを通して，管理監督者のストレスチェック後の職場改善の取り組みの支援などを通して，知識・技術を身に付けていくことを個別に支援することも必要である。また，長時間労働やハラスメントの問題や離職防止，人材育成，組織開発，生産性向上，職務満足度，ワークエンゲージメントの向上など，メンタルヘルスに関連するさまざまな課題に取り組む必要もあるだろう。

いずれも短期間で実現できるものでもなく，また，その職場に合わせたやり方で取り組む必要があり，「こうやれば必ずうまくいく」というような明確な答えは存在しない。先行研究や事例を参考に何らかの取り組みを行い，ストレスチェックなどを利用しながらその効果を検証し，新たな取り組みにつなげる必要がある。このプロセスは研究や心理臨床と共通している。研究論文を書いた経験や心理臨床の経験は，職場における心の健康教育に取り組む上でも非常に有益である。

（中村　亨）

文　献

厚生労働省（2006）．労働者の心の健康の保持増進のための指針．https://www.mhlw.go.jp/topics/bukyoku/roudou/an-eihou/dl/060331-2.pdf（2019 年 12 月 16 日確認）

厚生労働省（2018）．ストレスチェック制度の実施状況．https://www.mhlw.go.jp/content/11303000/000582827.pdf（2019 年 12 月 16 日確認）

厚生労働省（2019）．平成 30 年労働衛生調査（実態調査）結果の概況．https://www.mhlw.go.jp/toukei/list/dl/h30-46-50_gaikyo.pdf（2019 年 12 月 16 日確認）

宮崎圭子（2013）．サイコエデュケーションの理論と実際．遠見書房．

関屋裕希，川上憲人，堤　明純（2018）．職場のラインケア研修マニュアル―管理職によるメンタルヘルス対策―．誠信書房．

シュレンペル・レナ（2019）．うつ病に関する若者のメンタルヘルス・リテラシー．精神医学，61, 1089-1097.

島津明人，関屋裕希，今村幸太郎（2014）．職場のストレスマネジメント―セルフケア教育の企画・実施マニュアル―．誠信書房．

Tomczyk, S., Muehlan, H., Freitag, S., Stolzenburg, S., Schomerus, G., & Schmidt, S. (2018). Is knowledge "half the battle"? The role of depression literacy in help-seeking among a non-clinical sample of adults with currently untreated mental health problems. Journal of Affective Disorders, 238, 289-296.

第**12**章

自殺予防を考える

I　はじめに

　警察庁の統計（警察庁生活安全局生活安全企画課，2019a）によると，平成30年の自殺者数は20,840人となり，対前年比で481人（約2.3％）の減少となっている（図12-1）。男性が14,290人で全体の68.6％を占めている。自殺者数は平成10年には32,863人と，前年に比べて8,400人あまりが急増して以来，14年間にわたって年間30,000人を超える人が自ら命を絶ち，平成15年には，34,427人という数にのぼっていた。一方，平成22年以降は9年連続の減少となっており，平成24年には15年ぶりに年間30,000人を下回って漸減傾向にあるが，依然として20,000人を超す高い水準を推移している。これを自殺死亡率（人口10万人当たり）に換算すると，平成30年のそれは16.5となり，自殺死亡率が算出されている昭和53年以降最少となっている。

　年齢段階別（図12-2，表12-1）にみると50歳代が最も多く（3,575人），全体の17.2％を占めている。次いで40歳代（3,498人，16.8％）となっており，働き盛りの世代に自殺が最も多いことがわかる。これを自殺死亡率で見ると，最も高いのは50歳代で22.3，次いで80歳代で20.7となっている。また，未成年の自殺者数は599人（自殺死亡率：5.3）で決して少なくないことも注目しなければならない。

　原因・動機別（図12-3，表12-1）に見ると，「健康問題」が最も多く（10,423人，40.9％），次いで「経済・生活問題（3,432人，13.5％）」，「家庭問題（3,147人，12.4％）」，「勤務問題（2,018人，7.9％）」が高くなっている（警察庁生活

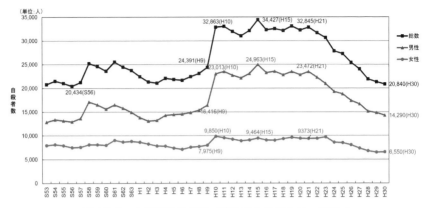

図 12-1　自殺者数の推移（警察庁生活安全局，2019a）

安全局生活安全企画課，2019a）。また，「健康問題」の内訳をさらに詳しく見ると（図 12-4），「病気の悩み・影響（うつ病）」による自殺者数が最も多い（警察庁生活安全局生活安全企画課，2019b）。これに加え，身体の病気，うつ病以外の精神疾患が原因・動機として多くを占め，家庭問題や勤務問題が原因・動機として上位に位置していることを考えると，やはり毎日の生活で心身の健康の維持増進，あるいは，メンタルヘルス問題の改善が大きな課題となっていることがわかる。

Ⅱ　自殺を理解する

　自殺問題は，尊い命をなくすだけではなく，残された家族や関係者にとってもさまざまな問題をもたらすことになる。自殺予防活動を行うにあたっては，「予防は可能である」という暗黙の大前提のもとに動く必要があるが，そのためには，自殺という出来事を適切に理解する必要がある。

1. 自殺の危険因子

　自殺の原因を「これだ」と特定することは難しく，さまざまな原因や背景，きっかけが絡み合っている。表 12-2 は，自殺の危険因子として一般的に指摘されている事柄をまとめたものである。過去に自殺未遂の経験のある人は，くり返

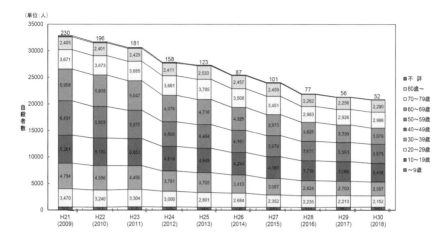

図 12-2　自殺者数の年齢段階別推移（警察庁生活安全局，2019a）

表 12-1　平成 30 年度の自殺者数の概要（警察庁生活安全局，2019a から作成）

総　数	総　数	20,840 人	
		（平成 29 年度比　-2.3%）	
	男　性	14,290 人	（68.6%）
	女　性	6,550 人	（31.4%）
年代別状況	80 歳代以上	2,200 人	（11.0%）
	70 歳代以上	2,998 人	（14.4%）
	60 歳代以上	3,079 人	（14.5%）
	50 歳代	3,575 人	（17.2%）
	40 歳代	3,498 人	（16.7%）
	30 歳代	2,597 人	（12.5%）
	20 歳代	2,152 人	（10.3%）
	未成年	599 人	（　2.9%）
職業別状況	無職者	11,776 人	（56.5%）
	被雇用者	6,447 人	（30.9%）
	自営業	1,483 人	（　7.1%）
	学生・生徒	812 人	（　3.9%）
原因・動機別状況	健康問題	10,423 人	（50.5%）
	経済・生活問題	3,432 人	（16.5%）
	家庭問題	3,147 人	（15.1%）
	勤務問題	2,018 人	（　9.7%）

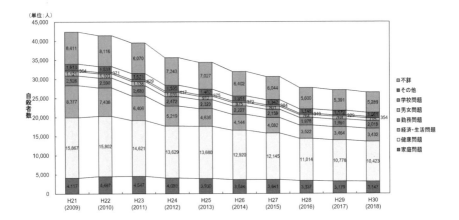

図 12-3　原因・動機別自殺者数の推移（警察庁生活安全局，2019a）

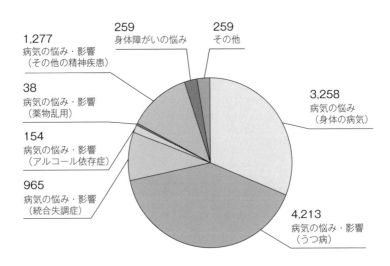

図 12-4　健康問題による自殺者数の内訳（警察庁生活安全局，2019b から作成）

表 12-2　自殺の危険因子

要　因	具体的内容
自殺未遂歴	それまでの未遂の状況や方法等
精神疾患の既往歴	精神科治療歴，入退院歴
	気分障害が最も多い
	物質関連障害，統合失調症，パーソナリティ障害，不安障害，適応障害等にも自殺の危険性がある
身体疾患の既往歴	動機別に見た統計でも，少なくない
性格・行動傾向	強い孤立感，衝動性，完全主義，絶望感等
サポートの不足	未婚，離婚，配偶者との死別，職場での孤立等
	多重債務や医療費滞納，生活苦等の経済的問題
	人間関係上の問題などを抱えていても，相談できる人がいないと感じている
	支援者が存在しても本人が気がついていない
喪失体験	意味のある他者の死の影響，病気やけが，業績不振，予想外の失敗等
アルコールや薬物の乱用	特に，アルコールに注意する
その他	失業。職業歴・就労状況等

す可能性を持っている。それゆえ，それまでの未遂の状況や方法等を理解しておくことが必要となる。上に述べた統計からもわかるように，精神疾患や身体疾患等の「健康問題」は，自殺を原因・動機別に見た時に最も多く見られるものである。うつ病等の気分障害が最も多いが，それ以外にも，アルコール等の物質関連障害，統合失調症，パーソナリティ障害，不安症，適応障害等にも自殺の危険性がある（図 12-3）。また，身体疾患も動機別に見た統計で少なくない。したがって，こうした疾患の既往歴や入退院歴に関する情報は，予防を考える際に重要な情報となる。

　また，後述するように，強い孤立感や，衝動性，絶望感といった本人の性格や行動の傾向も関連していると言われている。

　適切なサポートは抑止力となるが，逆に，サポートの不足が自殺の危険因子となるかもしれない。未婚，離婚，配偶者との死別，職場での孤立等の問題は，日常生活の中でのサポート資源の不足を招きやすい。人間関係上の問題などを抱えていても，相談できる人がいないと本人が感じていたり，支援者が存在し

ても本人が気づいていない等，人間関係上のサポート資源の不足も問題となる。また，多重債務や医療費の滞納，生活苦等の経済的問題の解決にあたって社会的なサポートが欠如していたり，サポートに気づいていない場合も問題となる。

　その他，意味のある他者の死，病気やけが，業績不振，予想外の失敗等は喪失体験をもたらすことがある。喪失体験は絶望感を引き起こすかもしれない。また，失業，失業に伴う経済的問題，職業歴や就労状況も勘案する必要がある。

2. 自殺に関連する心理学的特徴

　自殺を考える時には，いくつかの心理学的特徴が見られる。

　「自分は一人きりで，誰も助けてくれない」という孤立感やサポート資源がないと感じていることが少なくない。また，「もう，どうすることもできない」という絶望感は，自殺の危険性を増大させてしまう。気分が落ち込んでいるときには，自分自身，自分の周り，自分の将来をマイナスに見る傾向が強いが（Beck, Rush, Shaw, & Emery, 1979），これらのなかでも，自分の将来をマイナスに見る傾向が強くなると，それはしばしば自殺念慮を強くさせてしまう。そして，「もう，どうでもいい」という「あきらめ」の考えは，しばしば行動化のきっかけとなる。このように，孤立感，絶望感，そして，「あきらめ」が強い状態は，自殺の危険性を増大させる要因になっていると言える。

　その他，「悲しい」という感覚が強く，強い苦痛を感じる，「自分は生きている価値がない」，「生きる意味はまったくない」といった「無価値感」を感じることも少なくない。同時に，「早く何とかしなくっちゃ」，「このままではどうしようもない」といったあせりを感じるものの，「このどうしようもない生活から抜け出すためには死ぬしかない」と思いつくと，そのことばかり考えて他の方策に気が付きにくいという柔軟性の欠如が認められる。また，「死ぬなんて簡単だ」，「死のうと思えば，今でもすぐにできる」という確信が強く，衝動的に動こうとする傾向も認められる。

3. 自殺の危険性を評価する

　自殺への対応を考える時には，自殺の危険性を評価しておくことがとても大切である。表12-3は自殺の危険性を評価する際の着眼点を示している。私たちは日常生活の中で，強い苦痛を感じ，なすすべもないと感じた時に，「あ〜っ，

表12-3　自殺の危険性を評価する

比喩として
　　苦痛なことの例え：「あ〜っ，もうイヤだ。死にたいよ。」
　　自暴自棄の例え：「俺なんか消えてしまえばいいんだ。」

自殺念慮
　　（1）死ぬことを思いつく。
　　（2）死ぬことを考える機会が増える。
　　（3）自殺の手段を具体的に考える。
　　（4）自殺の手段を手に入れようとする。
　　（5）自殺の手段を手に入れる。
　　（6）考え続けている。
　　（7）自殺の手段を持ち歩く。
　　（8）遺書を書く。

もうイヤだ，死にたい」と口にすることがある。また，自暴自棄になった時に，「俺なんか消えてしまえばいいんだ」などと口にすることもある。実際に死ぬことを考えていなくても「死ぬ」という表現を使いことがある。たとえとして「死ぬ」という表現を使っているかどうかを区別する必要がある。

　一方，真剣に自ら命を絶つことを考えることを「自殺念慮」と呼ぶが，自殺念慮の強さとそれに関連する行動の変化が自殺の危険性を評価する際には重要である。また，自殺するための手段を考えたり，手段を手に入れようとしたり，それらを持ち歩く（あるいは，近づく）といった行動の変化に着目する必要がある。表12-3のうち，（1）から（8）になるにつれて，自殺の危険性は高くなると考えることができる。

4．自殺企図者への対応

　自殺を行おうとしたものの，完遂することなく無事であった人たちに対する対応としては，表12-4にあげるような留意点がある。

　まず，自殺企図者は「危機」状況にあることを理解しなければならない。したがって，「どうしてこんなバカなことやったの」といった価値判断を行うことは適切ではない。また，「もっと命を大切にしなさい」といった説得や説教をその場で行うことは適切ではない。本人の言葉を即座に否定したり，戒めたり，単に励ましたりすることも適切ではない。本人が感じている自殺念慮を否

表12-4　自殺企図者への対応

● 自殺企図者は「危機」にあることを理解する。
● 説得説法は効かない。
● 「どうしてこんなバカなことやったの」といった価値判断は不適切。
● 本人の言葉を即座に否定したり，単に戒めたり，励ましたりしない。
● 自殺念慮を否定せず，理解する。
● 誠実な態度で接する。
● 落ち着いた段階で企図に至った経緯を傾聴する。
● みんなで考えていくことを保証する。
● 安全を確保する。
● 精神科医との連携

定することなく理解し，そう考えざるを得なかった状況を理解する。そして，落ち着いた段階で企図に至った経緯を傾聴するとともに，皆で考えていくことを保証する。また，安全を確保するとともに，精神科医等専門家との連携も欠かせない。

　自殺企図の後，本人の言葉や表情が和らぎ，自然なやりとりができたり，「助かって良かった」といった肯定的表現が見られる，あるいは，医師の診察や処置に協力的であるような場合，そして，ご家族も本人の行動を共感的に捉えているような場合には，そのまま帰宅させても大丈夫なこともあるが，逆に，言葉や表情が緊張したままであったり，自然なやり取りができない，興奮が強い，不自然に冷静で，他人事のように振る舞うというような場合，あるいは，助かったことに対して肯定的表現が出てこなかったり，幻覚や妄想が見られる，うつ状態が強いといった場合，あるいは，医師の診察や処置に拒否的であったり，同時にご家族も本人に対して拒否的，批判的であるような場合には，緊急の入院を含め医師による専門的介入が必要とされるケースが少なくない。安全を確保することが大切である。

Ⅲ　自殺対策を考える

1. 自殺対策の基本的視点

　自殺による死亡者数の増加，および高水準での推移を背景に，誰もが自殺に追い込まれることのない社会の実現を目指し，国および地方公共団体等の責務

を明確にするとともに，自殺対策を総合的に推進して自殺の防止を図り，併せ
て自殺者の親族などの支援の充実を図ることによって，国民が健康で生きがい
を持って暮らすことのできる社会の実現に寄与することを目的として，2006（平
成 18）年 6 月，自殺対策基本法（平成 18 年法律第 85 号）が成立した。本法は，
自殺対策の基本理念を，

①自殺を個人的な問題としてとらえるのではなく，自殺対策は社会的な取り
　組みとして行わなければならないこと

②単に精神保健的観点からではなく，実態に即して対策を考えること

③事前の予防，危機への対応，および自殺が発生した後，または未遂に終わっ
　た後の対応を考えなければならないこと

④保健，医療，福祉，教育，労働その他の関連施策との連携の中で総合的に
　行われなければならないこと

と規定するとともに（第 2 条），具体的施策を行う指針として政府には「自殺
総合対策大綱」の制定を（第 12 条），地方公共団体には「自殺対策計画」を作
成すること（第 13 条）を求めている。自殺対策基本法は，2019 年現在，直近
では 2016（平成 28）年に改正されている。

　そして，自殺対策本法の理念に基づいて自殺対策の具体的施策を考える基本
的指針として，2007（平成 19）年 6 月，自殺総合対策大綱が閣議決定された。
そこでは，自殺対策は，学校や家庭，職場，地域など社会全般に深く関係する
とともに，自殺を考えている人を支え，自殺を防ぐためには，精神保健的な観
点だけではなく，社会・経済的な視点を含む包括的な取り組みが必要であるこ
とが強調されている。

　自殺総合対策大綱は，諸情勢の変化を勘案しておおむね 5 年を目途に見直し
を行うとされているが，2019 年現在，直近では 2017（平成 29）年 7 月に新し
い大綱が閣議決定されている。

　自殺総合対策ではその基本方針として，

①生きることの包括的支援として推進する（社会全体の自殺リスクを低下さ
　せ，生きることの阻害要因を減らすとともに，促進要因を増やす）

②関連施策との有機的な連携を強化して総合的に取り組む（さまざまな分野
　の生きる支援との連携，地域共生社会の取り組みや自立支援制度などとの
　連携，精神保健医療福祉政策との連携）

③対応の段階に応じて対策を効果的に連動させる（対人支援・地域連携・社会制度との連動，事前対応・危機発生・事後対応などの段階ごとに効果的な施策を講じる）

④実践と啓発を両輪として推進する（自殺はだれにでも起こりうる危機という認識を醸成する，自殺や精神疾患に対する偏見をなくす取り組みを推進する）

⑤国，地方公共団体，関係段階・企業等及び国民の連携・協働を推進する

という視点を定め，当面の重点施策が多様な側面から策定されている。

2.「自殺予防ゲートキーパー」としての心理職の役割

　自殺問題の解決に向けて取り組みを行うのは，医師や心理職（公認心理師，臨床心理士），カウンセラー，保健師，その他精神保健に関わる専門的なスタッフ，あるいは行政だけではない。心身の健康を維持増進し，健康に関連する諸問題の解決に向けた取り組みは，すべての人が連携して行わなければならない。

　上に述べたように，悩んでいる人，自殺のことを考えている人には，何か特徴と言えるものがあるかもしれない。たとえば，耐えられないほど苦痛の感覚が強い，「誰も自分のことを分かってくれない」，「誰も自分のことを心配してくれていない」という思いが強く，人に悩みを打ち明けることがなかなかできない，誰に相談するとよいかがわからない，どのように解決すると良いかがわからない，「もう解決方法はない」と感じるといった傾向がしばしば見られる。

　また，「気持ちをしっかりと持てば大丈夫。たるんでいるからダメなのだ」というように，わが国では，メンタルヘルスの不調を心の弱さと関係づけて評価をする好ましくない傾向がある。「こころの病気になったり，自ら死を選ぼうとしたりするのは心が弱いから」という誤解があるのも事実である。周りの人が悩んでいる人を「心が弱い人」だとみなしている時，同時に悩んでいる本人も同じように考えていることも少なくない。しかし，自殺の問題は決して個人的な問題ではない。また，気持ちを鍛えることほど難しいことはない。ましてや，心を鍛えて問題が解決されるわけでもなく，具体的な対応と取り組みが必要である。自殺を予防するためには，自殺を単に個人的な問題と理解するのではなく，自殺は避けることのできる「死」であるという前提の下，社会的な問題であるとの認識を持ち，地域社会でこころの健康づくりを行う中で自殺予

防活動に取り組む必要がある。

　そうした取り組みを効果的に行うためには，①自殺の現状を知る，②自殺問題の解決が地域社会の課題であることに気づく，③自殺のサインに気づくための知識と技術を身につける，④うつ病など，自殺に関連する心身の不調についての適切な知識を手に入れる，⑤自殺を予防するためにどのようなことが必要かを考える，⑥悩みの相談窓口等の情報を効果的に提供する，といったことがらを地道に啓発し，地域ぐるみでの取り組み体制を強化していく必要がある。

　悩んでいる人には適切な支援が必要である。医療等の専門的な支援を行うことはもちろん大切であるが，いわば専門的支援の手前の段階で，周りが自殺の危険性等にできるだけ早く気づき，声をかけ，話を聴くとともに，必要な支援に繋げていくこともとても大切である。「死ぬこと」を考えている人には，支援の情報を提供することそのものが役に立つ。「問題」を抱え，追い込まれているような状態にある人は，支援の情報に気がついていないことがしばしばある。また，一人で解決が難しい問題であっても，支援のネットワークの中で解決できることも少なくない。支援情報の提供は安心につながるだけではなく，本人の絶望感を弱めてくれる。このように，自殺に追い込まれる前に，いわば入り口の段階でできるだけ早期に問題を発見し，専門的な支援につなげていこうとする働きを持つ人たちを「自殺予防ゲートキーパー」と呼ぶ。

　では，心理職はゲートキーパーとして何ができるのだろう。心理職はもちろん臨床心理学の専門家として専門的な介入を行うことができるが，まずは，ゲートキーパーとしてどのようなことができるかをまとめてみよう。表12-5は，ゲートキーパーとしてどのようなことができるかをまとめたものである。

　はじめに，悩んでいる人に気がつくことが大切である。そのためには，日ごろから十分なコミュニケーションに心掛けることが必要である。そして，もし自殺の危険性を感じた時には，その危険性を適切に評価することが必要となってくる。次いで，暖かく接し，真剣に聴くことに心掛けなければならない。本人に安心してもらうとともに，問題解決を一緒に考えていこうという姿勢で臨み，決して説教・説得をしないことが大切である。また，いきなり「こころにある理由」を解釈しないことが大切である。もし「死にたい」と言われたとしても，驚くことなく，その気持ちを受け止めることが良い。最後に，連携と情報提供を忘れてはならない。一人で抱えるのではなく，さまざまな資源の連携

表 12-5　ゲートキーパーは何をするか

気づく。	相手が悩んでいることに気づく。
危険性を評価する。	自殺のサイン，自殺念慮の強さをチェックする。 危険因子を評価する。 緩衝要因（ソーシャルサポート，支援体制）を評価する。
温かく接し，真剣に聴く。	悩みを抱えている人の辛い状況を受け止める。 安心して悩みを話すことができる環境を整える。 聴くことそのものが重要な支援となる。 彼らには，いろいろな感情が沸き起こるので，ゆっくりと話をする。
安心してもらう。	本人が安全な状況にいることを理解してもらう。
問題解決を一緒に考える。	彼らが孤独感や絶望感を感じていることを理解する。 「この先，問題をどのように解決していくか」という視点で一緒に考える。 説得・説教しない。 自分自身で行うことのできる対処法を一緒に考える。 問題には，すぐに解決できない可能性があることを理解する。 継続的に関わり，見守っていくことも必要。
「死にたい」と言われたら。	驚かない。その気持ちを真剣に受け止める。 考えていることや悩んでいることを批判したり説教しない。 その場で価値判断や善悪判断をしない。
いきなり解釈しない。	「死にたい」と考える背景を解釈しない。 解釈は適正な判断を歪めてしまう。
連携と情報提供。	地域の相談窓口等を事前に確認しておく。 サポートを手に入れる工夫を考える。 問題解決のキーパーソンを考える。

が重要である。

　一方，悩みを聞くときのコツとして，このような接し方は好ましくないというものもある（表 12-6）。

　まずは，「なぜ」，「どうして」と理由を尋ねない。というのも，悩みを持っている人は，自分自身で「なぜ？」「どうして自分だけこんなになったのだろう」などと問い続け，答えが見つからないまま困り続けている。そこで「なぜ？」と問うても答えは見つからない。むしろ，正しいかどうかわからないまま自分なりの答えを見つけ，往々にして自分の中に原因を求め，その結果，自責の念を強め，無力感を強めてしまうことになりやすい。そして新しい不適応が始まっ

表 12-6　ゲートキーパー　してはならないこと

「なぜ？」，「どうして？」と理由を尋ねない。
　悩みを持つ人は自分自身で「なぜ？」と問い続け……
- 答えが見つからないまま相談に来る。
- なぜと問うても答えは出ない。新たに不適応が始まる。
- 正しいかどうかわからないまま，自分なりの答えを見つけて自責の念を強め，無力感を強めている。

　理由を探そうとすると推測が始まる。推測で物を語るのは禁物。
　理由を探そうとすると，自責感，無力感，悲哀感を強めることになりやすい。
　元気になったら（今よりも健康な判断力がついた段階で），理由を整理して，再発予防を考える。

安易な説得，説教，励まし，見通しのない対応，責めるような聞き方は要らない。
　「死ぬ気になるくらいなんだから，何でもできるわよ。」，「そもそも生きるってことはね……」，これらはいずれも説教，安易な説得。

価値判断しない。
　「自ら命を絶つのは良くないこと」，これは価値判断。

責めるような聞き方は好ましくない。罪悪感をあおらない。
　「自殺したら皆さん困りますよ」，「どうしたの，いったい？」という問いかけは不要。

家族とは話せないことがある。
　「ご家族に相談してごらん」と言っても，家族と話せないから困っている。

お酒には要注意。
　お酒はしばしば自殺の引き金になる。「ノミニケーション」はコミュニケーションにはならない。

てしまう。さらに，理由を探そうとすると「推測」が始まる。推測で物を語るのは禁物である。したがって，「どうして自分はこうなってしまったのだろう」という問いには，「今よりも元気になったら（つまり，今よりも健康な判断力がついた段階で），理由を整理してみましょう」と，再発予防を考えていくのが良い。

　安易な説得，説教，安易な励まし，見通しのない対応は好ましくない。本人には家族にも相談できないことがある。そのようなときに，「ご家族に相談してごらん」というアドバイスもうまくない。最後に，お酒には注意が必要である。飲酒はしばしば自殺企図の引き金となる。

Ⅳ　自殺予防教育から心の健康教育へ

　国が「子どもの自殺予防のための手引書」（総理府青少年対策本部，1981）を初めて作成し，児童青年期の自殺予防に向けて教師や親の心構えや対策の指針を示してからおおよそ40年が経過した。この手引書は，総理府青少年対策本部が1979年に発表した「児童生徒の自殺の実態とその防止のために」という提言をうけて，生徒指導という観点から学校がどのような対策を講じることができるかをまとめたものであり，わが国における自殺予防教育の先駆けとなるものである。その後，自殺予防を学校教育の中に取り入れる試みが多く行われ，最近では，実際に使用される教材も含め，学級単位で実施することのできる，しかも教育効果の検証も行われている良質な自殺予防に向けたガイドブックやマニュアルが整備されてきている。たとえば，阪中（2015）による「学校現場から発信する子どもの自殺予防ガイドブック」は，子どもを対象とした自殺予防教育プログラムにとどまらず，保護者を対象としたプログラム，教師を対象とした自殺予防プログラム，教師を対象とした研修プログラムを含み，加えて危機対応の実際（ハイリスクな児童生徒への対応，自殺が起きてしまった時の対応）まで含む包括的なガイドブックであり，実践的なヒントが示されている。また，川野・勝又（2018）による自殺予防教育プログラムGRIPは，基本的に5時限から成る自殺予防教育プログラムで，マニュアルとして豊富な教材と評価用具が準備されており，その理論的背景と効果研究の成果もまとめられている。

　ところで，自殺総合対策大綱では，その重要施策の中に，

　①職場におけるメンタルヘルス対策の推進

　②地域における心の健康づくり推進体制の整備

　③学校における心の健康づくり推進体制の整備

　④大規模災害における被災者の心のケア，生活再建等の推進

という四つの観点から心の健康を支援する環境整備と心の健康づくりの体制整備と事業の推進があげられている。具体的には，職場においては，過労死等の防止対策の推進，平成27年に労働安全衛生法の改正によって創設されたストレスチェック制度の実施の徹底，働く人のメンタルヘルス対策の充実，働き方改革実行計画（平成29年3月策定）に基づく労働環境の改善といったテーマ

が取り上げられている。学校においては，相談体制の充実，SOS を発信している児童生徒への迅速な対応，教職員の資質向上といったテーマが取り上げられている。

　心の健康教育は，こうした心の健康づくり推進体制の中心となる活動として位置づけることができる。また，2017 年に行われた大綱の見直しでは，子ども・若者の自殺対策をさらに推進する旨が新たに追加され，いじめを苦にした子どもの自殺の予防，学生・生徒への支援の充実がうたわれている。心の健康教育の重要性はより一層増してきていると言えるだろう。

　今後，これまで自殺予防教育として実践されてきた成果をさらに発展させ，自殺予防という視点にとどまらず，①自殺対策に係る人材の確保や養成，資質の向上，②メンタルヘルス対策・ハラスメント防止対策の充実，③いじめや引きこもり，児童虐待，生活困窮等への支援との連携，④ ICT の活用など，さまざまな媒体を通して社会全体の自殺リスクを低下させるための啓発活動，といった多様な視点から心の健康の維持増進に向けた教育活動を展開してくことが期待される。

（坂野雄二）

文　献

Beck, A. T., Rush, A. J., Shaw, B. F., & Emery, G.（1979）. Cognitive therapy of depression. NY: Guilford.（坂野雄二（監訳）（1992）. うつ病の認知療法. 岩崎学術出版社）.
川野健治・勝又陽太郎（2018）. 学校における自殺予防教育プログラム GRIP. 新曜社.
警察庁生活安全局生活安全企画課（2019a）. 平成 30 年中における自殺の状況：資料. https://www.npa.go.jp/safetylife/seianki/jisatsu/H30/H30_jisatunojoukyou.pdf （2019 年 10 月 31 日検索）
警察庁生活安全局生活安全企画課（2019b）. 平成 30 年中における自殺の状況：付録. https://www.npa.go.jp/safetylife/seianki/jisatsu/H30/H30_jisatunojoukyou_huroku.pdf （2019 年 10 月 31 日検索）
厚生労働省（2018）. 平成 30 年版自殺対策白書. 全国官報販売協同組合.
阪中順子（2015）. 学校現場から発信する子どもの自殺予防ガイドブック. 金剛出版.
総理府青少年対策本部（1981）. 子どもの自殺予防のための手引書. 大蔵省印刷局.

第**13**章

生活習慣と健康

——肥満，生活習慣病，行動変容

I 世界における肥満の現状

1. 先進諸国における肥満の問題

　現在，先進諸国あるいは少子高齢化が顕著な国々では，生活習慣病が社会問題になっている。肥満の増加は国の経済成長と密接な関係にある。食料の入手が容易で，物で満たされた社会状態では身体への栄養も供給過多になる。図 13-1 は先進諸国の過体重及び肥満に関するデータである（OECD, 2017）。先進諸国では，肥満を含む生活習慣病の蔓延による経済的なダメージが日々深刻化している。

　現在，肥満者の頻度が多い国々ではその対策の整備に追われている。肥満は，その他の生活習慣病を増悪させる。肥満の状態は，血糖上昇，血圧上昇，脂質異常を引きおこし動脈硬化を進行させる。動脈硬化が原因となる脳・心血管イベント[注1] 発症による死亡者数は，先進諸国ではきわめて多い。

2. 日本の肥満問題

　日本でも脳・心血管イベントの発症による死亡者数は約 30 万人ときわめて多い。死亡原因の第 1 位は癌だが，第 2 位の心疾患と第 3 位の脳血管疾患を合わせると癌による死亡者数に近似する集計値になる（厚生労働省, 2018）。日本では肥満の基準値が厳しく，BMI 25kg/m^2 以上の者を肥満者として統計が

注1）脳梗塞，脳出血等の脳血管疾患（cerebrovasucular disease：CVD）と，心筋梗塞や狭心症等の心血管疾患（cardiovascular disease：CVD）を示す。

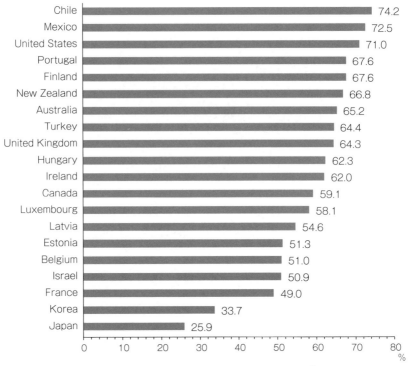

図 13-1　全人口中の過体重者及び肥満者（BMI 25kg /m² 以上）の割合
（OECD, 2017 を改変）

実施されている。これは，日本人が他の人種に比べてわずかな脂肪沈着で糖尿病やその他の生活習慣病を発症させるからである。わが国では，1970 年代以降に肥満が右肩上がりで増加傾向にあり，ここ 10 年の肥満者の割合は横ばいで成人の 3, 4 人に 1 人で推移している状態が続いている（厚生労働省, 2017）（図 13-2)。2000 年以降の国の取り組みとして，健康づくりのための運動指針 2006（厚生労働省，2006）や食事バランスガイド（農林水産省，2005）の策定，40 歳以上の被保険者・被扶養者を対象とする内臓脂肪型肥満に着目した特定健診・保健指導の義務化（厚生労働省，2008）等がある。

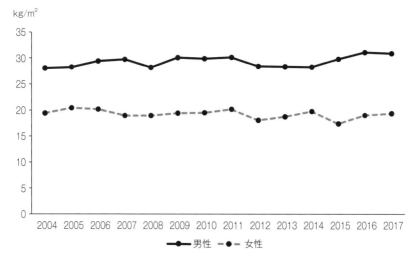

図 13-2　日本における肥満者（BMI 25kg/m^2 以上）の推移
（厚生労働省，2017 を改変）

II　肥満に関連する心理

1. 食べ物に遭遇した時にわき起こる心のメカニズム

　肥満は，便宜，皮下脂肪型肥満と内臓脂肪型肥満に分類される。図 13-3 は皮下脂肪優位と内臓脂肪優位な者それぞれの腹部 CT 画像である。前者の皮下脂肪型肥満は女性に多い。後者の内臓肥満型は男性に多くみられ，内臓脂肪面積が 100cm^2 以上を基準とする。内臓肥満型は外見上太っていると認識しにくいことも多い。

　一方，2000 年以降，肥満に関する心理的特徴も脳科学の発展により明らかになってきている。心理的な営みは脳の活動が基盤となる。食欲調整は，視床下部と，自律神経系，消化管と脂肪組織からのホルモンが相互に影響し合うことによりおこなわれる（図 13-4）。また，食べ物を認知[注2]すると，食べ物の好き嫌いや栄養価の推測を担う前頭前野や摂食行動の調整を担う島の活動性が上昇する。前頭前野で処理された食べ物の情報は，扁桃体（食物か非食物かの

注 2）心理学や脳科学等の分野では，外界の対象物を知覚し，それを判断，推理，解釈等したりする
　　　過程全般を認知と呼ぶ。

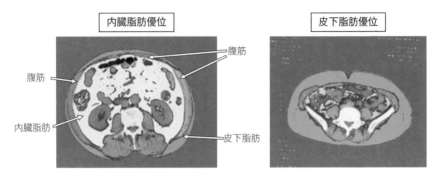

図 13-3　腹部 CT と肥満タイプ

識別）や海馬（過去の摂食経験との照合）を介して視床下部に入力される。また、食べ物の視覚情報は、後頭から視床下部へ投射する。高カロリー食を認知したとき、高カロリー食が好きな人とそうではない人では脳の活動部位は異なる。食べ物の認知により、前頭前野、いわゆる高次脳がさまざまな反応をすることは注目に値する。

2. ストレスにより増える過食と過飲

　ストレスが原因となる過食は、専門的には無茶食い（binge eating）と呼ばれる。無茶食いは肥満者に多くみられる。たとえば、ある勤労男性は、日中の忙しさを慰める意味で、夜中に過食・過飲をおこなう。このような食生活が続く場合、次第に内臓脂肪が蓄積する。ストレス性の食行動異常が顕著な肥満者には、ストレスの軽減を目的とした心理的アプローチが重要である。このような肥満者の場合、ストレス対処行動として誤った選択枝である過食とアルコールの過飲を選択していることが多いので、身の回りに食べ物やアルコールを置かないような工夫（環境調整）を肥満者とともに探る必要がある。

3. 間食、いわゆる"ながら食い"

　いきすぎた間食も肥満の原因である。特に問題視されているのがテレビ等を見ながらおこなう間食である。メディア曝露下、つまりテレビ視聴やゲーム、DVD を楽しみながらおこなう間食頻度が高い場合、肥満や 2 型糖尿病の発症

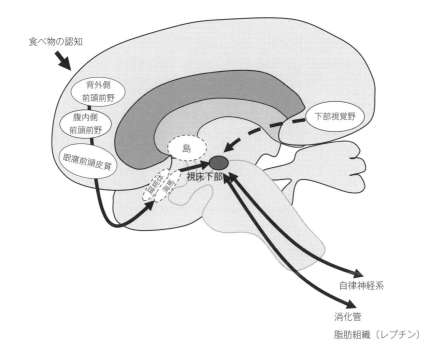

食べ物の認知

背外側
前頭前野

腹内側
前頭前野

眼窩前頭皮質

扁桃体
海馬

島

視床下部

下部視覚野

自律神経系

消化管
脂肪組織（レプチン）

図 13-4　食べ物の認知と生理的な反応

リスクが高まる（Hu et al., 2003）。また，この種の間食は若年と女性で多い。前者，若年の間食が多い理由には，家族，特に料理を提供している親のライフスタイルや食に関する意識などが関係する。ながら食いの改善には，食育要素を含む認知行動療法（田山他，2011）や後述するメディア曝露時間のセルフモニタリング[注3]（Robinson, 1999）が有効である。

4. 過度な食の抑制

　食の抑制（eating inhibition）も肥満の原因である。過度な食の抑制を強いる場合，高い脂肪率の食を好んで食べる偏食傾向が生じやすい。また，食の抑制の反動で，食の脱抑制（eating disinhibition）がおこり，大食や無茶食いが

注3）Self-monitoring。日本語では自己観察と訳されるが，セルフモニタリングという用語が浸透している。自分の行動等を記録しながら観察する技法。目標設定法とセットで活用されることが多い。

生起しやすくなる。食の抑制と脱抑制が顕著な肥満者には，極端な食の抑制が結果的に身体的健康によくないことや，肥満の病態形成につながることを理解してもらう必要がある。後述する認知行動療法等による介入は，食の抑制の改善に効果的である。

5. 生活習慣への無関心さ

"無関心さ"も古くから肥満者に特徴的な心理として注目されてきた。実際，メタボリック・シンドローム患者を保健指導につなげるために電話や手紙で受診勧告を再三おこなっても，指導を受ける者は10％にも満たないことがよくある。また，指導に対するアドヒアランス[注4]が低いため，プログラム半ばで脱落する者も多い。プロチャスカの行動変容ステージモデル[注5]（Prochaska & DiClemente, 1983）では，行動変容が起こらない段階を無関心期と名付けている。つまり，多くの未治療肥満者の心理状態である。多くの未治療肥満者は，自分の生活習慣を変える気がない場合が多い。生活指導上の最初のターゲットは，患者が抱く自分の生活への無関心さであり，いかに患者自身に生活習慣に対して関心を持ってもらうかが重要である。また，この無関心さを打開するため，患者を支える家族が肥満改善にコミットできるように調整することも指導上重要である。

Ⅲ　肥満者のアセスメント

1. 身体面のアセスメント

肥満者のアセスメントは，大きく分けて，身体面，栄養面，運動面を中心としておこなわれる。身体面の情報で，BMIに加えて最低限必要な情報は生化学検査データである。中でも肥満指導において重要なのが，特定健診の必須項目である脂質マーカー，肝機能マーカー，血圧などの血行動態，血糖である。肝機能マーカーが異常値を示している場合は，アルコール性の脂肪肝も疑われるため，アルコールの減量ないし禁酒指導が中心となる。また，肥満に加え高

注4）アドヒアランス（adherence）は，服薬や指示に対する遵守度を示す。

注5）生活習慣を含む行動を良い方向に変容させるため，数多くのモデルを統合して提唱されたモデル。それゆえ，多理論統合モデルとも呼ばれる。

右の図を見て主観的にお答えください。
あなたが満腹感を感じるのは，食べ物
がどのラインに達したときですか？

1. A　　2. B　　3. C　　4. D
5. E　　6. F　　7. G　　8. H

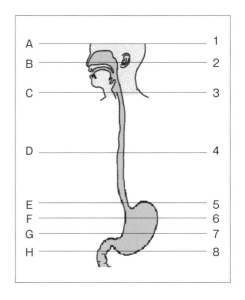

図13-5　VASを用いた満腹感覚のアセスメント方法の例

血圧が認められる場合は，降圧剤治療が必要になることもあり，その場合運動
や食事療法にも工夫を要する。肥満との合併症全般については，主治医の指示
や方針についてコンセンサスを得ておくことも指導上きわめて重要である。

2. 栄養アセスメント

　特定健診によるアセスメントの必須項目は，生化学検査がメインである。し
かしながら，栄養面，運動面のアセスメントは少なからずおこなっておきた
い。栄養アセスメントは，調査票を用いることはあるが主として栄養カウンセ
リングによりおこなう。栄養カウンセリングでは，平日と休日の食事メニュー
を聞き取り，摂取カロリーを算出しフィードバックをする。栄養カウンセリ
ングには，心理アセスメントを積極的に導入するとよい。満腹感覚の異常が
顕著な場合のアセスメントには，ヴィジュアル・アナログ・スケール（Visual
Analogue Scale：VAS）[注6]を用いることもある（図13-5）。

注6）100mmの直線を示し，左（下）端を「症状（異常）がない」状態，右（上）端を「症状（異常）
　　　がある」状態として，現在の症状（異常）の強度を数量化する方法。

3. 運動アセスメント

　肥満者の運動アセスメントには，主として質問票，機器を用いる。質問票は，身体活動量評価のためのチェックシート等を用いるのがよい。厳密なアセスメントには機器を用いる。現在，広く用いられている機器は自転車エルゴメータ（エアロバイク）である。エルゴメータでは，全身持久力の指標である最大酸素摂取量[注7]を計測可能である。また，最近ではポータブルの運動量測定器や心拍変動測定器等も普及しており，肥満者のアセスメントに活用されている。時間的な制限がある場合や機器が整備されている環境がない場合，「定期的な運動をしているか」，「どのような運動をしているか」，「一日にどのくらい歩いているか」等を口頭で問うと良い。

4. 心理アセスメント

　肥満者の心理アセスメントは，一般的に栄養・運動アセスメントに内包しておこなう。主として口頭での問いによりおこなう。肥満者の代表的な心理的特徴は，心理的ストレスの高さ（高抑うつ感，高不安），（食べ物に対する）衝動抑制力のなさ，低い自尊感情[注8]，ボディーイメージ[注9]の歪み等である（van Hout et al., 2004）。心理アセスメントの要点は，なぜ現在のような生活習慣になっているのかを患者とともに探ったり吟味したりすることである。栄養・運動アセスメントの結果を杓子定規に解釈し，「運動量を増やしましょう」，「食事量を減らしましょう」という指導だけでは物足りない。生活習慣上の問題を掘り下げるには，アセスメントのポイントを患者の心まで広げ，「どうしてこれほど食べてしまうのですか？」，「どういう時に食べたくなりますか？」等と問うことが必要である。この「なぜ？」，「どうして？」という問いにより，生活背景に存在する心理に焦点を当てることで問題の核心に迫る。このような指導場面の心理アセスメントに有用な問答は，ソクラテス式問答法と呼ばれる。

注7）身体的健康度に最も関連のあるのが全身持久力である。最大酸素摂取量は，全身持久力を示す主なマーカーであり，アセスメントばかりではなく，運動療法の効果測定などにも広く用いられている。

注8）自尊感情（self-esteem）は，自分を価値のある存在だと思う気持ちで，自己価値（self-worth）とほぼ同意で用いられる。

注9）ボディーイメージ（body image）とは，心に思い描く自分の身体像，自己像である。肥満者の多くは，ボディーイメージを量的に過大評価，あるいは過小評価する。

心理的な特徴が顕著な患者の場合，質問票を用いるのも効率的である。たとえば，心理的ストレスを簡便に測定できる質問票を準備しておき，ストレスが顕著に高そうな患者がいた場合にそれを活用する。あるいは，「現在，あなたが感じているストレスは何点ですか？ 0 点が全く感じていない，10 点がとても強く感じるとして答えてください」等と簡便に VAS でアセスメントする。

IV　介入の方法

1．心理学的な介入の必要性とその種類

肥満者の多面的なアセスメントの後はいよいよ指導となる。指導前には，指導の流れ，目的などを明確にする。大まかな指導の流れは，特定保健指導の枠組みに従うのがよい。特定保健指導では，腹囲や摂取カロリーなどについて，具体的な目標数値を設定した上で，3 カ月から半年にわたり，電話やメール等で適時継続的に指導しながら生活習慣改善に取り組んでもらう。

先に示した通り，肥満者の多くは病態が重症ではない場合，自分の生活習慣に対して無関心なことが多く，そのような状態が病気の状態や悪しき生活習慣を継続させている。そのため，多くの肥満ケースには心理学的な介入が必要不可欠である。表 13-1 は肥満の指導に用いられる主な心理学的な介入方法である。指導場面で知らずに活用していることもあるだろうが，意識的な活用を心がけたい。

2．行動療法

行動療法は，肥満者への介入で古くから頻繁に用いられている。行動療法の中でも特に目標設定法とセルフモニタリング法がセットで活用されることが多い。設定された目標が達成できると，自己効力感[注10] が上昇し生活改善が進む。目標達成頻度が低い場合は目標を再設定する。近年，歩数計も目標設定とセルフモニタリングができる仕様が増えており，歩数計介入（pedometer intervention）[注11] が肥満の改善や予防に用いられることが増えた（たとえば，Bravata et al., 2007; Tayama et al., 2012）。1 日 1 万歩を目標とした 3 カ月以上

注 10）自分自身の行動に対する信頼感を意味する心理学の専門用語である。

注 11）単に毎日歩数計を装着し，数カ月の間，自分の歩数のモニタリングをおこなうのみの介入である。

表13-1 肥満者に対する主な介入技法

種類	概要	使用例
教育	栄養，運動，リバウンド，肥満の病態等に関する幅の広い知識提供。肥満予防，肥満改善の動機づけを目的とする。	個人に対する主要な測定（アセスメント）とともに，生活指導，栄養指導，運動指導の3指導を実施する。加えて，集団を対象としたダイエット教室を月1回開催する。
目標設定とセルフモニタリング	肥満改善のための目標を設定し，目標の到達度を記録しチェックする。	体重の目標値を設定し，日々の体重変化をグラフ化して記録させる。目標の到達度を定期的に指導者がチェックし，到達度が高ければ継続，低ければ目標の再設定をおこなう。
認知的再体制化	ダイエットに不利益な思い込みや考え方（認知）の歪みを修正する。	肥満者が2kg程度の体重増加でダイエットに意欲的でなくなった場合，2kg程度の体重増加が，1日の中での増減幅としては一般的であることを教える。ダイエットに前向きな考え方（認知）を身につけさせる。
問題解決訓練	肥満の維持・増悪の原因を吟味し，具体的解決方法を見つけ，それを実践して効果を確認する。問題解決力をつける訓練。	栄養カウンセリングにより，夜8時以降の食事を毎日続けていることが肥満の主な原因であることを確認した場合，患者自身にその解決方法を提案させ，その実行を援助する。その効果を指導者とともに検討する。
ストレスマネジメント	ストレスを軽減することで，食行動異常を軽減する。	日常あるいは仕事のストレスによる過食やアルコールの過飲（無茶食い）が認められる患者対して，ストレスを軽減するためのアドバイスや環境調整をおこなう。
社会的スキル訓練	飲食等への誘いを丁寧に断るスキルを身につけ，それを実践する。	外食への誘いを上手く断れない患者に対して，相手を傷つけないような上手な断り方（スキル）を身につけさせ，それを日常場面で行うように指示・課題を与える。後日，指示・課題への取り組み結果を患者とともに検討する。
刺激統制法	刺激（食べ物）との遭遇頻度を減らし，過食，過飲を減らす。	目の前の食べ物に自然に手が伸びてしまうことが多々ある患者に対して，食べ物を見えないところにしまう等環境調整を提案する。実践を支援する中で，食欲のコントロール感や間食の頻度を患者とともに検討していく。
認知行動療法	上記の各種心理学的アプローチの組み合わせ。患者の認知，行動面の改善を目的とする。薬物療法とセットで利用されることが多い。	肥満かつ無茶食いの顕著な患者への生活指導とともに，過度な食の抑制の改善とストレス緩和の内容を取り入れた肥満改善教室（集団対象）を月1回6カ月間開催する。抗うつ剤を合わせて用いる。

表13-2　食に関する認知の修正例（コラム法）

状況	昨夜も飲み会だったが，今日の夕方も職場で飲みに誘われて，楽しく飲んで早めの帰宅した。帰宅後，自宅で冷蔵庫を開けてみると，目の前にはビールがずらり……
不適切な考え	明日はどうせ休みだ。今日もとことん飲み食いするかぁ。
分類	全か無かの考え　　結論を急ぐ　　否定的な将来予測　　肯定的な将来予測 良いことの過小評価　　感情的な意味づけ　　レッテル貼り 相手の気持ちの読み違い　（自分をだます考え）　（役立たないルール） 見当違い　　大げさな考え　　（その他：　　　　　　　　　　）（複数選択可）
修正された考え	連日の飲酒は身体に毒。明日は休みだし，今日は休肝日にして明日を有意義な休みにしよう。 体型にばかりでなく，体調にもそのほうが良いはずだ。
想定される変化	次の日にすっきり起きることができるだろう。そして，長い良い休日を送ることができるだろう。

右列が記入欄（分類欄には種類が記載されている）

の歩数計介入は，減量にきわめて効果があることが多くの実践研究から分かっている（Bravata et al., 2007）。また，歩数計介入は自己効力感の低い者の無気力感軽減効果も認められるため（Tayama et al., 2012），肥満者への運動処方の導入としては有用と考えられる。

3.　パッケージ化された介入方法

　表13-1で示した個々の介入技法は，単独利用されることは少なく目的や対象の特徴により，認知行動療法としてパッケージ化されて用いられる。認知行動療法では，患者の考え方と行動の変容を目的とする。行動（≒生活習慣）を直接変容させようとする介入が行動療法であるが，認知の歪みが顕著である場合には，行動とともに認知の変容を促すことも重要である。

　表13-2はコラム法[注12]と呼ばれる認知行動療法の実施例である。表中の状況欄には，たとえば過食・過飲時の状況やきっかけを記載する。そして，その状況下での不適切な考えを思い出し，次にその不適切な考えの分類をおこなう。

注12）従来は，うつ病患者等に対する認知行動療法の中で活用されてきた方法である。ワークシートに設けられたコラム（欄）に沿ってワークをおこない，認知を変容させる。通常は訓練的に複数回実施する。

修正された考えの欄では，不適切な考えの修正をおこなう。次の想定される変化では，不適切な考え方を修正することで行動にどのような良い変化がおこるかを記載する。認知行動療法による実際の介入では，体重減少のみならず自尊感情や食行動異常等も改善する（田山，2010）。

　ポピュレーション・アプローチ[注13]における，ファミリー・ベースト・アプローチとスクール・ベースト・アプローチも認知行動療法の要素を取り入れた肥満予防，改善の方法である（Golan et al., 1998; Robinson, 1999）。集団対象の実践は，コストエフェクティブである。また，参加者は周囲の者からの共感やソーシャルサポートが得られるとともに，健康に良い競争（healthy competition）の機会をもつことができる。これらの理由から，医療機関等での肥満者向けプログラムにおいて，ポピュレーション・アプローチを可能な限り導入したい。

（田山　淳）

文　献

Bravata, D. M., Smith-Spangler, C., Sundaram, V., Gienger, A. L., Lin, N., Lewis, R., Stave, C. D., Olkin, I., & Sirard, J.R.（2007）. Using pedometers to increase physical activity and improve health: A systematic review. Journal of American Medical Association, 298: 2296-2304.

Golan, M., Fainaru, M., & Weizman, A.（1998）. Role of behaviour modification in the treatment of childhood obesity with the parents as the exclusive agents of change. International Journal of Obesity and Related Metabolic Disorders, 22, 1217-1224.

Hu, F. B., Li, T. Y., Colditz, G. A., Willett, W. C., & Manson, J. E.（2003）. Television watching and other sedentary behaviors in relation to risk of obesity and type 2 diabetes mellitus in women. Journal of American Medical Association, 289, 1785-1791.

厚生労働省（2006）. 健康づくりのための運動指針 2006.（http://www.mhlw.go.jp/bunya/kenkou/undou01/pdf/data.pdf, 2020 年 8 月 1 日参照）

厚生労働省（2008）. 医療制度改革に関する情報　特定健康診査・特定保健指導に関するもの.（http://www.mhlw.go.jp/bunya/shakaihosho/iryouseido01/info02a.html, 20 20 年 8 月 1 日参照）

厚生労働省（2017）. 肥満者の割合の年次推移（20 歳以上，性・年齢階級別）.（https://www.e-stat.go.jp/stat-search/files?page=1&layout=datalist&toukei=00450171&kikan=00450&tstat=000001041744&cycle=7&tclass1=000001123258&stat_infid=000031777490&result_page=1&cycle_facet=cycle, 2020 年 8 月 17 日参照）

注 13）ポピュレーション（集団）を対象とした教育，介入，指導等を示す。

厚生労働省（2018）．死亡数・死亡率（人口 10 万対），死因簡単分類別．〈https://www.mhlw.go.jp/toukei/saikin/hw/jinkou/geppo/nengai18/dl/h6.pdf, 2020 年 8 月 1 日参照〉

農林水産省．食事バランスガイド（2005）．〈http://www.maff.go.jp/j/balance_guide/attach/pdf/index-2.pdf, 2020 年 8 月 1 日参照〉

Organisation for Economic Co-operation and Development（2017）．OECD Health Data 2017 - Frequently Requested Data.〈https://data.oecd.org/healthrisk/overweight-or-obese-population.htm, 2019 年 10 月 31 日参照〉

Prochaska, J. O., & DiClemente, C. C.（1983）．Stages and processes of selfchange of smoking: Towards an integrative model of change. Journal of Consulting and Clinical Psychology, 51, 390-395.

Robinson, T. N.（1999）．Reducing children's television viewing to prevent obesity: a randomized controlled trial. Journal of American Medical Association, 282, 1561-1567.

田山　淳（2010）．肥満に関連する食行動異常についての心理学的研究．日本病態栄養学雑誌，13, 207-215.

田山　淳，松田幸久，内海貴子，西浦和樹（2011）．短期的な集団認知行動的アプローチによる食行動異常の改善効果．宮城学院女子大学発達科学研究所紀要，11, 53-60.

Tayama, J., Yamasaki, H., Tamai, M., Hayashida, M., Shirabe, S., Nishiura, K., Hamaguchi, T., Tomiie, T., & Nakaya, N.（2012）．Effect of baseline self-efficacy on physical activity and psychological stress after a one-week pedometer intervention. Perceptual and Motor Skills, 114, 1-12.

van Hout, G. C. M., van Oudheusden, I., & van Heck, G. L.（2004）．Psychological profile of the morbidly obese. Obesity Surgery, 14, 579-588.

第 **14** 章

嗜癖（飲酒，喫煙，薬物使用等）の健康教育

Ⅰ　嗜癖に対する治療・予防

1．嗜好，嗜癖，依存症とは

　われわれが日常生活を送る中で，お酒を飲んだり，タバコを吸ったり，オンラインゲーム・インターネット・ギャンブルをしたりすることは，それらの行動が法律で禁止されていない以上，自由に行うことが可能である（違法なギャンブル，インターネット等での違法行為は除く）。ここで挙げた，「酒」，「タバコ」，「オンラインゲーム」，「インターネット」，「ギャンブル」は，適切に用いた場合，人々の生活を豊かにすることもある反面，節度のない行き過ぎた利用をした場合，人々の生活に支障をきたす恐れがある。それらは，アルコール依存症やギャンブル依存症という言葉で知られている。

　まず，最初に「嗜好」，「嗜癖」，「依存症」といった言葉の定義を確認する。

　「嗜好」とは，広辞苑（新村，2008）では「たしなみこのむこと」であると，漢字をそのまま当てはめた意味が用いられている。また，関連する用語である嗜好品は，「栄養摂取を目的とせず，香味や刺激の類を得るための飲食物であり，酒・茶・コーヒー・タバコの類」であると定義されている。なお，この定義において，最新の広辞苑（新村，2018）では，その摂取率の減少から，嗜好品の定義から，「タバコ」の文字が削除されている。筆者の場合，日常生活を振り返ると，嗜好品の中で，酒・茶・コーヒーを飲むことがある。確かに，それらを栄養摂取のために飲むことはない。一方，香味や刺激の類を得るために飲んでいるというわけでもない。しかしながら，作業の疲れを癒そうと温かいお茶

表 14-1　嗜好品を摂取することによって得られる心理学的効果

嗜好品	摂取によって得られる心理学的効果
酒	コミュニケーションの促進，リラックス反応気分の高揚，気持ちのリセット
茶	リラックス反応，コミュニケーションの促進，食事の楽しみ気分転換，やる気の向上，生活のリズムづくり集中力の向上，ポジティブ気分の獲得，問題解決の時間づくり
タバコ	リラックス反応，覚醒，コミュニケーションの促進充実感の獲得，生活のリズムづくり，食事の楽しみ健康増進，作業の促進
コーヒー	リラックス反応，集中・覚醒，休息，ストレスの解消コミュニケーションの促進，満足感を得る

注：横光他（2015）から著者が抽出して作成

を飲んだり，眠気を覚ますためにコーヒーを飲んだり，ストレス発散のためにお酒を飲んだりと，さまざまな刺激や効果が得られることを期待して，摂取しているようにも思える。その意味で，嗜好品とは栄養摂取を目的とせずに摂取されている飲食物であり，結果としてさまざまな刺激（効果）を得るために摂取されているものであると言える。実際に，横光ら（2015）が1都3県に在住する一般成人に対して実施した質問紙調査では，嗜好品の摂取によってさまざまな効果が得られることがわかっている。表14-1はその結果を示したものであるが，酒，茶，コーヒー，タバコの摂取によって，さまざまなポジティブな心理学的な効果が得られ，さらに4つの嗜好品の摂取には共通した心理学的効果（リラックス，コミュニケーションの促進，ポジティブ気分の獲得）が得られることが示されている。国内外の研究をまとめると，嗜好品を摂取することによってさまざまな効果が得られること，そして嗜好品間には共通した効果が認められることがわかってきたと言える。

　また，ギャンブルやオンラインゲームについても，さまざまなメリットの獲得とデメリットが取り除かれることがわかっており，その中には酒・茶・コーヒー・タバコと同様の効果も含まれることがわかっている。例えば，興奮を得たり，社会的な注目を得たり，金銭的な利益を得たりすることによって，またストレスを発散させたり，目の前の問題から目を背けたりすることができることが，ギャンブルの効果であると報告している研究も行われている（Weatherly et al., 2014）。

　次に，嗜癖は，「あるものを特にすきこのむ癖」であると広辞苑では定義されているが，一般的には「嗜癖」という言葉は，マイナスの意味で用いられているように思われる。独立行政法人国立病院機構久里浜医療センターのホームページでは，嗜癖を「習慣が行き過ぎてしまい，行動を抑制することが困難な状態」であると定義しており，特定の対象をすきこのむ状態に加えて，特定の行動（飲酒，インターネットの使用，ギャンブル行動など）をコントロールすることができない状態を表している。嗜好と嗜癖の言葉を区別するうえで，この久里浜医療センターが採用している定義は適切であるように思われる。

　そして，依存症とは，広辞苑（新村，2018）では「あるものに頼ることをやめられない状態」であると定義されているが，臨床場面においては依存症とは「嗜癖によって問題が引き起こされている状態」を指していることが多く，筆者もその考え方が適切であると考えている。したがって，筆者は「過度のアルコール摂取」と「アルコール依存症」を，アルコール摂取の結果として何らかの問題が生じているかどうかで区別している（ここでいう問題には，身体的問題・対人的問題などさまざまな問題が含まれており，その問題の種類は各行動によって多岐にわたる）。ギャンブルの場合，毎日ギャンブルをしていたとしても経済的問題や家庭内に問題が生じていないのであれば，それは臨床場面においてはギャンブル依存症ではないと言える。一方，月 1 回程度のギャンブルであるにもかかわらず，経済的な問題等が生じていて，ギャンブル行動をコントロールできていないのであれば，ギャンブル依存症とみなされる。同様に，「過度のインターネット使用」と「インターネット依存症」についても問題が生じているかどうかで区別される。例えば，中学生や高校生がインターネット・オンラインゲーム依存症であるかどうかは，それらの利用が原因で，学校に通うことができなくなっている，学校には通うことができているが睡眠不足のため勉強やスポーツのパフォーマンスが落ちている，などの問題が生じているかどうかが依存症であるかどうかを判断する基準であると言える。

2.　嗜癖に関連する治療や予防に用いられる考え方

　ここでは，嗜癖に関連する治療や予防において重要である 2 つの治療モデル（リラプス・プリベンション，ハーム・リダクション）を紹介する。

　リラプス・プリベンションとは，嗜癖の治療において最も重要である治療モ

デルである。リラプス・プリベンションの目的は，治療を進めていく中で，①最初のスリップ（止まっていた嗜癖行動が生起する）を防ぎ，治療の目標（アルコールであれば節酒，もしくは断酒）を維持すること，②万が一，スリップが生じた場合，スリップへの対処方法を提供し，治療が始まる前の病的な状態へと進展することを防止すること，である（Marlatt & Donovan, 2005）。リラプス・プリベンションでは，認知行動モデルに基づいて，ハイリスク状況（嗜癖の対象に対する欲求が生起し，嗜癖行動に至る可能性の高い状況）における個人の反応に取り組んでいく。特に，①ハイリスク状況を特定し，②認知的・行動的な対処方略を用いて，そのようなハイリスク状況を避ける，あるいはそのような状況においてスリップが生起することを防ぐための訓練をすることが重要である。関連する要素として，対人間の相互関係（感情，対処行動，自己効力感，結果期待）や環境的リスク要因（社会的な影響，嗜癖の対象へのアクセスや暴露）がある。リラプス・プリベンションは，アルコール，喫煙，薬物（覚せい剤，コカインなど），大麻，ギャンブル，そして犯罪行為，性的な危険行動（コンドームをしない膣性交，肛門性交，オーラル・セックス），さらには減量などにも用いられており，さまざまな不適応的行動の変容のために用いられ，その有効性が認められている（Marlatt & Donovan, 2005）。

　また，ハーム・リダクションとは，嗜癖の治療や政策において，成功を続けているプログラム・その実践であると言える。ハーム・リダクションの目的は，その使用・行動を中止することが不可能・不本意である薬物使用や行動嗜癖によってもたらされる悪影響を減らすこと，である。薬物の使用量や嗜癖行動の頻度の減少を主たる目的とせずに，健康面・社会面・経済面などその使用・行動によって引き起こされる有害な影響を防ぐことに焦点を当てている。一見すると，薬物使用や行動嗜癖があり，どうしてもそれらを止めることができない者に対する甘い政策やプログラムのように聞こえるかもしれないが，本人及びその家族，そしてコミュニティにおける悪影響の低減に成功してきている。その具体例として，薬物使用における注射針の回し打ち・再利用を減らすことによって，感染症の拡大を防ぐことを目的とした注射針の無料交換，飲酒に関する問題を起こさない，そして治療を継続することを狙って行われる節酒治療，健康被害を低減させることを目的としたニコチン代替療法や加熱式たばこの使用，使用できる金額の上限設定を行うことで経済的損失を防ぐためにカジノで

行われている自己制限，などがあげられる。

Ⅱ　嗜癖に対する予防教育の実際

　これまで，嗜癖と健康の関係性，その治療や予防において重要とされる治療モデルを概観してきた。ここからは，嗜癖と健康に関する健康教育が実際にどのように実施されてきたかについて，若年齢層に実施されてきた依存症の予防教育を整理する。ここで取り扱う依存症の予防教育は，上述したハーム・リダクションの枠組みの中で捉えられることがある。つまり，まだ薬物使用や嗜癖行動のない者に対して，適切な情報を提供することによって，不適切で，過度な使用・利用を予防し，結果として今後の起こり得る有害な影響を最小限にすることを狙っているのである。

　平成30年7月に公布された高等学校学習指導要領解説（文部科学省，2019a；2019b）によると，「アルコール，薬物などの物質への依存症に加えて，ギャンブル等への過剰な参加は習慣化すると嗜癖行動になる危険性があり，日常生活にも悪影響を及ぼすことに触れるようにする。」と記載され，精神疾患の1つとしてさまざまな依存症への予防教育を保健体育科目の中で取り扱うことが重要になってきている。

　それでは，若年齢層に実施された依存症の予防教育に関する情報を，平成28年度文部科学省委託調査「依存症予防教育に関する調査研究」報告書（学研教育アイ・シー・ティー，2017）をもとに整理する。この報告書は，全国の公立中学校，高等学校，特別支援学校540校を対象に実施された依存症予防教育の実態（アルコール，薬物，インターネット，喫煙，ギャンブル）に関する調査結果に基づいている。報告書によると，このような依存症予防教育は，どの学校においても保健・体育の授業の中で実施されることが多いことが明らかにされている（全体の94.0％）。報告書の一部を整理したものが図14-1のとおりである。

　なお図の数値は，540校全体の割合である。現状の予防教育が不十分であるかについて，各依存症の割合を見ると，ギャンブルが77.9％と最も高く，アルコール，インターネット，喫煙，薬物という順で不十分であると評価されている。また，予防教育に対する各学校の関心について，インターネットが95.0％

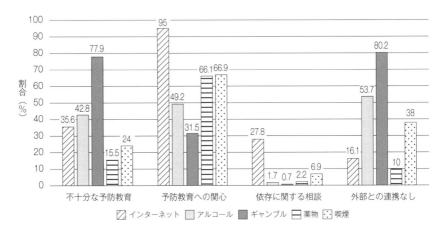

図 14-1　依存症予防教育の実態
（学研教育アイ・シー・ティー，2017）

と最も高く，ギャンブルが31.5％と最も低い。そして，実際に相談を受けた依存症の割合について，インターネットが27.8％で，それ以外は10.0％を下回っている。このような数値について，近年の中学生や高校生におけるスマートフォンの普及率の上昇に伴って，教職者がインターネットの問題に直面してきたことが理由の1つであることは，容易に推察することができる。加えて，依存症予防教育を外部と連携しながら実施しているかについて，ギャンブルについては80.2％の学校が，アルコールや喫煙についてもそれぞれ53.7％，38.0％の学校が外部と連携をすることなく依存症予防教育に取り組んでいる。一方，インターネットと薬物について，8割以上の学校が外部と連携をしながら依存症予防教育に取り組んでいる。なお，依存症予防教育の実施において連携を行っている外部機関には，行政機関，警察，医療機関，企業，NPO法人が含まれている。学校と外部機関との連携について，例えば総務省では，平成17年度より，インターネット依存症やネットいじめ等のインターネットの安心・安全な利用を促進するために，児童・生徒及び保護者や教職員を対象とした「e-ネットキャラバン」（インターネット利用に関する講師派遣）を実施してきている（一般財団法人マルチメディア振興センター，2007）。大阪府では，平成30年度より，府内の高等学校と連携して，依存症のメカニズムや依存症の兆候の理解や

気づきの促進，及びギャンブル等依存症の基礎的な知識の向上を狙って，ギャンブル依存症に関する出前授業を実施している（大阪府，2019）。さらに，島根県では，平成5年度から，島根県立心と体の相談センター，島根県断酒新生会，及び山陰嗜癖行動研究会の三者協働で，中学校及び高等学校に対して，アルコール依存症当事者及び家族の体験談を含めたアルコール依存症に関するセミナー活動を実施している（佐藤・小原，2015）。

　次に，各自治体において，依存症の予防や治療がどのような枠組みで実施されてきているかについて整理する。2013年に制定されたアルコール健康障害対策基本法において依存症の医療の向上の必要性が明記されたことを主な背景として，アルコール，薬物，ギャンブル等に対する適切な治療と支援を展開するために（現在では，その対象はインターネット等も含んでいる），独立行政法人国立病院機構久里浜医療センターが厚生労働省から委託をうけて，平成26年度から開始したものが依存症治療拠点事業である（依存症拠点機関事業，2015）。この事業では，依存症の治療・回復プログラムや支援ガイドラインの開発，及び支援体制モデルの確立に寄与することを目的として，各都道府県単位で治療拠点機関を指定し，さらに依存症の治療を行うことができる機関として専門医療機関を選定することとなった。現在では，治療拠点機関を中心に，専門医療機関だけではなく，保健所や精神保健福祉センターをはじめとする各種公的機関，矯正施設や保護観察所，及び弁護士会をはじめとする法的機関，自助グループや民間支援団体をはじめとする団体からなる総合的なネットワークを構築し，利用者にとって最適なサービスを受けることができるような取り組みも全国で始まってきている（例えば，大阪府では大阪アディクションセンターの設置が該当する；大阪精神医療センター，2017）。

　加えて，ギャンブルに焦点を当ててみると，近年，ギャンブル等依存症に関する予防教育・啓発資料が，学校教育においてギャンブル等依存症に関する指導を行う教員の理解を深めるための資料として作成されていたり（文部科学省，2019），大学生向けにギャンブル依存症予防教育の資料として作成されていたりする（公益社団法人ギャンブル依存症問題を考える会，2018）。

　このように，依存症の予防や治療に対する取り組みについては，現状が万全であるとは言えないものの（例えば，成瀬（2019）の指摘にあるとおり，日本における薬物依存症の専門医療機関は10施設程度である一方で，薬物依存症

の回復支援施設であるダルクは 80 施設を超え，一民間施設が薬物依存症からの回復の役割を担っているという現状もある），各省庁や医療機関，及び民間支援団体を中心としてさまざまな取り組みがなされてきていると言える。

Ⅲ　嗜癖に対する健康教育を推進するための今後の課題

　最後に，嗜癖と健康に関する健康教育をより推進し，嗜癖に関連する問題を予防し，問題が生じてもそれを早期に治療していくために必要な今後の課題を整理する。

　まずは，自助グループに関する課題についてである。嗜癖と健康に対する予防や治療は，大きく薬物療法と心理社会的治療に分類され，心理社会的治療の中に自助グループを含めて考えることは重要であると言える。先ほど，依存症の予防や治療に対する取り組みについて，各省庁や医療機関，及び民間支援団体を中心としてさまざまな取り組みがなされてきている，と述べたが，自助グループの活動も依存症の予防や治療において欠かすことのできないものである。自助グループとは，表14-2にあるとおり 12 ステップ（AA 日本ゼネラルサービス，2019）の原則に基づき，共通の問題を有する当事者同士がお互いに補助しあうものであり，ミーティングを通して 12 ステップに取り組んでいく。その過程を通じて，アルコールや薬物を止めるだけではなく，人としての成長を目指していく（松本，2018）。自助グループの例として，アルコール・アノニマス，ナルコティクス・アノニマス，ギャンブラーズ・アノニマスがある。当事者同士がお互いに補助しあうという趣旨からも，自助グループでは，原則専門家はミーティングに参加しておらず，当事者同士がボランティア，及びミーティングに参加する際の献金によって運営が行われている。

　松本（2018）によると，自助グループを利用した者の依存症からの回復率は，薬物を使用したいという現実をまっすぐに理解してくれ，居場所を提供してくれる自分以外の薬物依存症者の存在，メンバーの入れ替わりに伴う過去や未来の自分自身との出会いなどの理由から非常に効果的であると指摘されている。一方，自助グループへの参加，そして参加を継続できる者が非常に少ないことを松本（2018）は指摘している。このような背景を踏まえると，治療者・支援者においては，自助グループがどのような活動を行っており，どのような地域

表 14-2　アルコール・アノニマスにおける 12 のステップ

1	私たちはギャンブルに対し無力であり，思い通りに生きていけなくなっていたことを認めた。
2	自分を越えた大きな力が，私たちを健康な心に戻してくれると信じるようになった。
3	私たちの意志と生き方を，自分なりに理解した配慮にゆだねる決心をした。
4	恐れずに，徹底して，自分自身の棚卸しを行ない，それを表に作った。
5	（自分の理解している）神に対し，自分に対し，そしてもう一人の人に対して，自分の過ちの本質をありのままに認めた。
6	こうした性格上の欠点全部を，神に取り除いてもらう準備がすべて整った。
7	私たちの短所を取り除いて下さいと，謙虚に神に求めた。
8	私たちが傷つけたすべての人の表を作り，その人たち全員に進んで埋め合わせをしようとする気持ちになった。
9	その人たちやほかの人を傷つけない限り，機会あるたびに，その人たちに直接埋め合わせをした。
10	自分自身の棚卸しを続け，間違ったときは直ちにそれを認めた。
11	祈りと黙想を通して，自分なりに理解した神との意識的な触れ合いを深め，神の意志を知ることと，それを実践する力だけを求めた。
12	これらのステップを経た結果，私たちは霊的に目覚め，このメッセージをほかの強迫的アルコール使用者に伝え，そして私たちのすべてのことにこの原理を実行しようと努力した。

（AA 日本ゼネラルサービス（2019）を参考に著者が作成）

でどのような自助グループが利用できるのか，について把握し，目の前のクライエントに対して自助グループの活用に関する適切な情報を提供することは重要であると言える。

　次に，若年齢層に対する学校における依存症予防教育の課題を述べる。

　平成 28 年度文部科学省委託調査「依存症予防教育に関する調査研究」報告書では，現状すべての依存症に関する予防教育が十分に行われてはいないが，民間や行政との連携により，可能な範囲で各学校において依存症予防教育が行われてきており，中学生から高校生の年代においても依存症に関する基礎的な知識の向上が図られていると考えられる。しかしながら，ギャンブル等依存症に関する予防教育の実施率は非常に少ない。加えて，各学校においてもすべての依存症の予防教育をそれぞれ実施することは時間的な制約があり，また予防教育の提供者（学校の教師や外部機関の講師など）も各学校において各種依

表 14-3　依存症に共通する介入構成要素

症状や状態	症状や状態の具体例	介入構成要素
目標設定が不十分	<u>アルコールをやめる・減らす</u>ことが目標として定まっていない	動機づけを高めるための関わり方
欲求に対する衝動的な行動	ネガティブな気分のときに，<u>お酒を飲む</u>	マインドフルネスや自己制御方法，問題解決スキルの獲得
ギャンブルに対する誤った期待や動機	<u>アルコールを摂取する</u>と精神的（社会的・経済的）な問題が解決することを期待する	認知的・行動的な期待を反証する介入，対処スキルの獲得
ソーシャルサポートの欠如	精神的・身体的なサポートをしてくれる知人がいない	コミュニケーション強化アプローチ，コミュニケーションスキル訓練
強迫的な行動	<u>アルコール摂取欲求を高める</u>ような刺激にさらされた場合，<u>お酒を飲む</u>	刺激統制，注意バイアス修正，随伴性マネージメント

注：表内の下線部は，薬物，ギャンブル，インターネットなどさまざまな嗜癖行動に置き換えることが可能である。

存症を実施していくことは人的な制約の問題からも難しいと考えられる。Kim & Hodgins（2018）は，さまざまな依存症に対して実施されている治療構成要素のレビューを実施し，アルコールやタバコをはじめとする物質使用やギャンブルやインターネットをはじめとする行動嗜癖といった嗜癖対象の差異にかかわらず，表 14-3 のとおり症状横断的な介入の構成要素があることを指摘した。この指摘を考慮すると，アルコールやタバコ，ギャンブルやインターネットと各依存症を区別して予防教育を実施していくこれまでのスタンスではなく，全ての嗜癖行動に対して総合的な予防教育を実施することが可能であると言える。例えば，ネガティブな気分のときの不適切な対処として，酒・タバコ・オンラインゲーム・ギャンブルなどを紹介しながら，それらの行動が継続することで引き起こされる問題を示すような取り組みが考えられる。

（横光健吾）

文　献

AA 日本ゼネラルサービス（2019）．AA12 のステップ．https://aajapan.org/12steps/（2019年 10 月 25 日）

学研教育アイ・シー・ティー（2017）．平成 28 年度文部科学省委託調査「依存症予防教育に関する調査研究」報告書．http://www.mext.go.jp/component/a_menu/education/detail/__icsFiles/afieldfile/2017/08/22/1387966_001.pdf（2019 年 10 月 20 日）

一般財団法人マルチメディア振興センター（2007）．e- ネットキャラバンの概要．https://www.fmmc.or.jp/e-netcaravan/guidance/caravan.html（2019 年 10 月 22 日）

依存症拠点機関事業（2015）．事業概要．https://japan-addiction.jp/md/outline.html（2019 年 10 月 25 日）

Kim, S. H., & Hodgins, C. D. (2018). Component model of addiction treatment: A pragmatic transdiagnostic treatment model of behavioral and substance addictions. Frontiers in Psychiatry, 9:406. doi: 10.3389/fpsy.2018.00406

公益社団法人ギャンブル依存症問題を考える会（2018）．啓発コンテンツ「知ろう！ギャンブル依存症」 https://scga.jp/?page_id=173（2019 年 10 月 20 日）

Marlatt, A. G., & Donovan, M. D. (2005). Relapse Prevention: Maintenance Strategies in the Treatment of Addictive Behaviors (Second Edition). New York: Guilford Press（（マーラット，A. G., & ドノバン，M. D. 原田隆之（訳）（2011）．リラプス・プリベンション－依存症の新しい治療，日本評論社）

松本俊彦（2018）．薬物依存症．筑摩書房．

文部科学省（2019a）．「ギャンブル等依存症」などを予防するために－生徒の心と体を守るための指導参考資料．http://www.mext.go.jp/a_menu/kenko/hoken/__icsFiles/afieldfile/2019/04/05/1415166_1.pdf（2019 年 10 月 20 日）

文部科学省（2019b）．高等学校学習指導要領（平成 30 年告示）解説 保健体育編・体育編 http://www.mext.go.jp/a_menu/shotou/new-cs/1407074.htm（2019 年 10 月 20 日）

成瀬暢也（2019）．治療・回復支援総論．宮田久嗣・高田孝二・池田和隆・廣中直行（編）アディクションサイエンス，pp.193-208，朝倉書店．

大阪府（2019）．府内高校と連携した出前授業の実施．http://www.pref.osaka.lg.jp/irs-suishin/demaezyugyou/index.html（2019 年 10 月 22 日）

大阪精神医療センター（2017）．大阪府委託事業依存症治療拠点機関設置運営事業 3 ヵ年事業報告書．http://pmc.opho.jp/file/izonshou_3kanen_houkoku.pdf（19 年 10 月 15 日）

佐藤寛志・小原圭司（2015）．官民学協働による未成年者のアルコール関連問題への取り組み．公衆衛生情報，8，6-7．

新村 出（編者）（2008）．広辞苑 第 6 版．岩波書店．

新村 出（編者）（2018）．広辞苑 第 7 版．岩波書店．

Weatherly, J. N., Aoyama, K., Terrell, H. K., & Berry, J. C. (2014). Comparing the Japanese version of the Gambling Functional Assessment-Revised to an American sample. Journal of Gambling Issues, 29, 1-20.

横光健吾・金井嘉宏・松木修平・平井浩人・飯塚智規・若狭功未大・赤塚智明・佐藤健二・坂野雄二（2015）．嗜好品摂取によって獲得できる心理学的効果の探索的検討．心理学研究，86, 354-360.

第**15**章

高齢者への健康教育

I　高齢者の意識

1. 高齢者の現状

　心の健康教育を実践するにあたり，高齢者と関わることは数多くある。この章では，高齢者の心の健康教育を考える前に，高齢者の現状を考えることからはじめたい。

　日本の高齢者（65歳以上）の割合は，2019年9月現在で日本の人口の28.4％である。優に日本人の4人に1人が高齢者と言える（内閣府, 2020）。この割合は世界で最も高い高齢化率である。わが国の高齢化の速度は世界でも例をみないほどの速さである。その理由の一つとして平均寿命の延伸があげられる。

　1956年の国際連合の報告書において，当時の欧米先進国の水準を基にし，7％以上を「高齢化した（aged）」人口と呼んだことが，高齢化社会という用語に由来するのではないかと言われている。当時のわが国では平均寿命は男性63.60歳，女性67.75歳であり，65歳以上は人口の4.8％でしかなかったので，65歳以上は長寿であるとみなされたことに違和感はなかったであろう。しかしながら2018年現在のわが国の平均寿命は男性81.25歳，女性87.32歳と延びており（厚生労働省, 2019），65歳に達してから男性で約16年間，女性では約22年間が，高齢者と呼ばれる期間という計算になる。このように平均寿命が延びた現状では，65歳以上を高齢者とひとまとめに扱うことは問題ではないだろうか。

2. 身体機能への加齢の影響

　高齢期になると，青年期などと比べ，身体機能は低下するものだと考えられてきたが，最近の研究では，一概には言えないということが報告されている。

　たとえば，持久力運動トレーニングをすることで高齢者でも心肺機能の改善ができることが報告されている（Spina et al., 1993）。また85歳以上の高齢者であっても，膝伸筋の筋力トレーニングをすることで，筋力を高めることが可能だという報告もある（Pollock et al., 1997；Harridge, Kryger, & Stensgaard, 1999）。

　わが国においても，公益社団法人日本マスターズ陸上競技連合の記録によると，2017年7月に101歳の男性が60メートル16秒98の日本記録を樹立している。男性がマスターズ陸上に参加するようになったのは97歳になってからだそうだ（長寿科学振興財団，2018）。

　このように高齢期になってからでも，トレーニングを継続することで，身体機能の衰退を抑えることは十分に可能である。

3. 認知機能への加齢の影響

　加齢とともにエピソード記憶が低下することはよく知られている。一方，言葉の意味や一般的な知識に関する意味記憶は加齢の影響を受けない。75歳以上の後期高齢者でも頑強に維持されている（権藤・石岡，2014）。また，将来行おうとする行動についての記憶である展望的記憶について，高齢者は若者よりも日常生活場面では優れているという報告もある（増本・林・藤田，2007）この理由として，高齢者は自身の記憶に不安があるため，外的記憶補助を積極的に使用することで，やり忘れるということを少なくしていると考えられている。このように高齢者の認知機能は低下している点もあるが，そればかりではないと言える。

4. 高齢者自身の高齢者観

　60歳以上を対象とした意識調査の結果（内閣府，2015）によると，半数以上の方が，「高齢者」とは「75歳以上（28.02％），」「80歳以上（23.58％）」ととらえており（図15-1），また「支えられるべき高齢者」も「75歳以上（22.48％）」もしくは「80歳以上（28.62％）」と回答している（図15-2）。

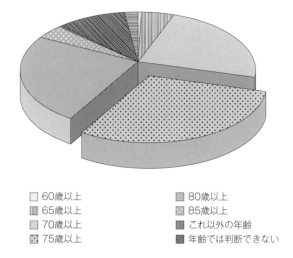

図 15-1　60 歳以上の人々は，何歳以上を高齢者ととらえているのか
（内閣府，2015 より作成）

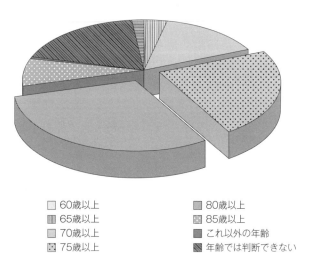

図 15-2　60 歳以上の人々が，支えられるべきととらえている高齢者の年齢
（内閣府，2015 より作成）

　医学的にみても 65 歳と 80 歳以上とでは身体機能, 精神機能は異なる。また, 戦前, 戦中, 戦後, 今日に至るまでにわが国の社会情勢は大きく変遷していったことから, 高齢者同士でも世代間での価値観は異なる。

　藤 (2007) は,「65 歳以上に配布される公共交通機関の無料乗車券を受け取った時, いろいろな場所へ出かけることができて便利だという人がいる反面, 自分の年齢を意識して気分がしばらく落ち込んだという人もいる」という例をあげ, 高齢者は他の発達段階とは異なり, 個人の有り様, 家族形態, 経済状態が多様であることを指摘している。教育を行うにあたり, 一人一人の個性, 多様性を尊重し, 個人のニーズに合わせたテーラーメイドな心の健康教育を行っていくことが大切である。

Ⅱ　高齢者層が抱えている問題

1. 高齢者の「社会的孤立」

　ぎんさんの娘四姉妹のように 100 歳になってもかくしゃくとし, 家族とともににぎやかに暮らしている人もいる一方で, 社会とのつながりの途絶えた, 社会的に孤立している高齢者の存在も忘れてはいけない。

　高齢者の「社会的孤立」が指摘されはじめたのは高齢化社会に突入した 1970 年頃からである。「社会的孤立」と言う用語の定義は未だ確立されていないが, Townsend (1957) が「社会的孤立」を「家族やコミュニティとほとんど接触がないこと」としたことに準拠した研究が多い。「社会的孤立」が長期化すると, 生きがいを喪失しやすく生活に対する不安が増加する。最悪の場合, 誰にも知られず, 引き取り手もないまま亡くなっていく「孤独死」へと至る場合もある。

　高齢者の「社会的孤立」にはさまざまな要因が重複しているが (小辻, 2011), その一つとして雇用労働形態の変化がある。特に都市部において多くみられるが, 居住地と職場が離れているため, 居住地とのつながりがないまま定年で退職してしまうと, 地域社会との交流が少なくなってしまい孤立を余儀なくされてしまう。

　また, 高齢者の一人暮らしも「社会的孤立」の要因である。核家族化に伴い, 子どもと同居している高齢者は減少している。夫婦のみの世帯の場合, 配偶者が亡くなると一人暮らしをせざるを得なくなり, 一人暮らしの高齢者は増加し

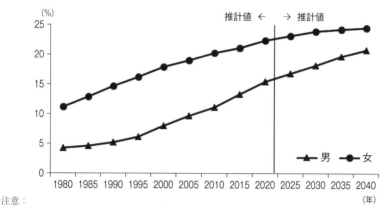

注意：
2020 年以降は国立社会保障・人口問題研究所「日本の世帯数の将来推計（全国推計）2018（平成 30）年推計)」による世帯数

図 15-3　一人暮らし高齢者の動向
（内閣府，2018 より作成）

ている（図 15-3）。

2. 社会活動への参加

　中川（1982）は地縁・血縁が希薄化している社会では，意識的にコミュニティを形成する努力を怠れば孤立状態になると指摘している。そのため昨今では，地域における見守りネットワークや，高齢者の居場所づくりが進みつつあるが，コミュニティを形成するための教育はまだ十分とは言い難い。

　何らかの社会活動に参加している人の方が生きがいを感じているという報告もあり，高齢者自身も 9 割以上が「地域のつながり」を必要だととらえている。

　高齢者への心の健康教育の一つとして，社会的孤立に陥ることのないよう，彼らに社会活動への参加を促し，コミュニティを形成していくよう働きかけることが必要だ。社会活動へ参加するという，これまで行っていなかった新しい行動を習慣化していくには，高齢者自身が社会活動へ参加するということをどのようにとらえているかによってアプローチは異なる。この点をTranstheoretical model（Prochaska & DiClemente, 1983）から考えてみると，高齢者の半数以上が，社会活動への関心はあるが未だ活動できていないという

「熟考期」の段階にある。Transtheoretical model では，新しい行動を習慣化するには，その行動の意図がどの程度であるかを把握し，その段階を考慮して働きかけていく。「関心期」にいる高齢者が次の段階である「準備期」に移行するには，①自分にあった社会活動を行っているコミュニティを探し，何日から参加するのか，など具体的な行動を計画するよう促す。②今まで社会活動に参加していなかった人が新たに参加しようとすると，さまざまな負担が生じることが予想される。社会参加に対し負担に思うことを取り上げ，考えを切り替えていくようにアプローチし，意思決定のバランスを保つよう働きかける。③すでに活動に参加している体験者の成功体験に関する情報を提供し，参加に対する関心を抱き意識が高揚するよう働きかける。④社会活動へ参加することで自分はどのように変わるのか，どのような生活を送ることができるのかを想像してもらい，自己効力感を高めていく。というアプローチが考えられる。

　その他，高齢者によっては，まだ参加してはいないが，まもなく参加しようと考えている「準備期」の場合もあるので，その場合は次の「実行期」へ移行できるよう，Transtheoretical model にのっとってアプローチを変える必要がある。

　高齢者への心の健康教育は，病院や施設で高齢者が援助を求めてくるのを待っているばかりではない。彼らが社会的孤立に至ることがなく安寧な生活を保つことができるよう，教育を実施する者自身も病院や施設から出て，積極的に地域社会とのコミュニケーションを図ることが必要である。

Ⅲ　認知症患者

1. 認知症の臨床症状

　世間一般でも認知症の症状に対する理解は進んできているが，まだ十分知れ渡っていない点が多い。認知症とは，アルツハイマー型認知症，レビー型小体病などの変性疾患や，脳梗塞，脳出血などの脳血管性障害を原因疾患とする認知機能障害を呈する疾患の総称である。認知症の症状は，記憶障害，見当識障害などの認知機能障害と，そこから生じる「認知症の行動および精神症状（Behavioral and Psychological Symptoms of Dementia：BPSD）」である（IPA, 2003）。

表 15-1　BPSD（Behavioral and Psychological Symptoms of Dementia）の症状

第 1 群 （最も頻度が高く，最も厄介）	第 2 群 （頻度は中程度，やや厄介）	第 3 群 （頻度はまれで，管理可能）
A. 精神症状	A. 精神症状	A. 精神症状
幻覚（Delusions）	Misidentifications	
妄想（Hallucinations）		
抑うつ気分（Depressed mood）		
不眠（Sleeplessness）		
不安（Anxiety）		
B. 行動異常	B. 行動異常	B. 行動異常
攻撃（Physical aggression）	焦燥（Agitation）	泣き叫び（Crying）
徘徊（Wandering）	非常識な行動や逸脱行為	暴言（Cursing）
不穏（Restlessness）	（Culturally inappropriate 　behavior and disinhibition）	意欲低下（Lack of drive） 　繰り返し質問
	放浪（Pacing）	（Repetitive questioning）
	金切り声（Screaming）	つきまとい（Shadowing）

Note. Adapted from "An introduction to BPSD. educational pack," by International Psychogeriatric Association, 2000, *Gardiner-Caldwell Communications.*

　認知症の有病率は加齢とともに高くなる。アルツハイマー型認知症では，65歳では 1%の有病率が，85 歳では 10%を越え，95 歳では男性 36%，女性 41%と劇的に増加する（American Psychiatric Association：APA, 2013）。依然として高齢化が進みつつあるわが国において認知症患者の数も増加の一途にあり，介護を必要とする高齢者が増えていくことは必至である。

2. BPSD への非薬物療法育

　認知症の症状として認知機能障害が注目されてしまいがちだが，認知症患者の 61%に何らかの BPSD が認められている（Lyketsos, Steinberg, Tschanz, Norton, Steffens, & Breitner, 2000）。BPSD により身体機能が低下することで，患者の QOL は低下する（Brody, 1982）。そのため，介護負担度が増し，在宅での介護が困難となり施設入所を早めてしまうことが指摘されている（Morriss, Rovner, Folstein, & German, 1990）。BPSD は不安，焦燥，抑うつなどの精神症状や，徘徊や身体的攻撃性などの行動症状があり，出現頻度と介護負担度によって 3 群に分類されている（IPA, 2003）（表 15-1）。BPSD の諸

症状は多彩に出現し，一つもしくは複数を呈する（Reisberg, Franssen, Sclan, Kluger, & Ferris, 1989）。病期によって出現する症状は変わり，不安および抑うつなどの精神症状は初期より生じやすく，中期においては焦燥，妄想，幻覚・幻聴などの精神病的行動，後期になると身体的，神経学的状態が悪化するのでBPSDは減る（IPA, 2003）。

　認知症患者への非薬物療法として，リアリティ・オリエンテーション，回想法，音楽療法などがあげられるが，無作為抽出比較試験などによるエビデンスの検討が不十分で，そのほとんどは経験的に実施されているにすぎない（日本神経学会，2010）。

　BPSDの諸症状は他の精神障害にも共通することが少なくなく，必ずしも認知症疾患固有の症状ではない。それぞれの症状に対し有効とされてきた治療プログラムが，認知症患者においても適応可能である。

　百々・坂野（2009）はその点を踏まえ，リラクセーションプログラムによる認知症患者の不安反応の抑制効果を無作為抽出比較試験にて実施した（百々・坂野，2009）。不安反応は病期の初期から発現し，興奮，攻撃，精神運動焦燥，身体愁訴などの他のBPSDの発現に影響を及ぼすことが指摘されている（Reisberg, Borenstein, Franssen, Shulman, Steinberg, & Ferris, 1986）。不安反応を抑制することが認知症患者のQOL向上に効果的である。そこで筆者らは，アルツハイマー型認知症患者を対象とし，1カ月間リラクセーションプログラムを継続的に実施した群と，プラセボとしてリラクセーション映像を鑑賞する群，通常治療群を設定し比較検討を行った（百々・坂野, 2009）。その結果，1カ月後認知機能評価であるMMSE得点（Folstein, Folstein, & McHugh, 1975）は3群とも有意差が認められなかったが，日本語版BEHAVE-AD（朝田・本間・木村・宇野，1999）の「不安および恐怖」得点がリラクセーションプログラムを実施した群においてのみ有意に減少していた。さらに，SF-8（福原・鈴鴨，2004）による身体的QOL得点が通常治療群において悪化傾向がみられたが，リラクセーションプログラムもしくは映像鑑賞を行った群では変化していなかった。

　リラクセーションプログラム（全40分）は，腹式呼吸と漸進的筋弛緩訓練法（progressive relaxation：PR）で構成されており，認知機能障害を有する患者においても理解されやすい内容である（表15-2）。プログラム開始時は，

表 15-2 リラクセーションプログラム（百々・坂野，2009）

プログラムの内容	時間
はじまりの挨拶	1 分
プログラム開始前の生理指標測定	3 分
プログラムの説明	2 分
リラクセーションの練習	28 分
① 腹式呼吸	
② 漸進的筋弛緩訓練法	
③ スキット「あなたの特別な場所」（GAS 研究会，2000）の読み聞かせ	
プログラ後の生理指標測定	3 分
まとめ	3 分

毎回「簡単なリラックス体操をします」と挨拶し，体調変化を確認するために
バイタルチェック（血圧測定）を行う。体調に異変がなければ，プログラム内
容を説明し，「リラックス体操」によって得られる身体の変化について伝え，
プログラムへの参加を促す。腹式呼吸，PR の練習は，参加者が理解しやすい
よう，実施者がモデル役となり，動作の仕方を実演しながら行う。まず，腹式
呼吸からはじめ，次いで手，顔，肩，腹，足の順に PR の練習を行う。腹式呼
吸も身体の緊張や弛緩の動作も，日常生活で聞き馴染んだことのある動きなの
で，認知機能障害を有する参加者であっても，教示を理解しやすく比較的容易
に行うことができる。一通りの練習を終えた後，スキット「あなたの特別な場所」
（GAS 研究会，2000）を読み聞かせる。このスキットは，PR によって練習し
た身体の各部位を順に弛緩するよう指示しており，ここまでの動作の復習とな
る。スキット「あなたの特別な場所」は小学生用（6 ～ 12 歳）に開発されており，
認知機能の発達が未成熟な小学生低学年からでも実施できる内容なので，認知
症患者においても理解が容易である。スキット視聴後に再び，バイタルチェッ
クを行い，プログラム前後での生理反応の変化をフィードバックしながら，感
想を求めて終了とする。プログラムを実施するたびに「初めてでできるかな」
と戸惑いを見せる参加者もいるが，繰り返していくことでリラクセーション効
果を得やすくなる。プログラムは座位のまま，可動可能な身体部位を参加者の
ペースで動かすことで十分効果が得られるので，施設でも自宅でも無理なく実
施できる。

このように，認知症患者の支援として薬物療法のみならず非薬物療法があげられる。学習療法，リラクセーションプログラムのいずれの方法も短時間で施行できるが，いずれも般化効果を期待するものなので継続的な実施が望まれる。

Ⅳ　介護者への健康教育

1．介護者の負担

　高齢者の心の健康教育を考える時，高齢者自身の心の健康教育とともに，高齢者を介護する人への心の健康教育も検討しなくてはならない。主たる介護者は配偶者，子もしくは子の配偶者といった同居家族が多く，その6割は60歳以上と，多くが老々介護である。在宅で介護をする場合は，家族への負担はかなり重く，介護度が高くなるにつれ負担は増していく。要介護5の人への介護において，ほとんど終日が介護の時間となっている介護者が半数以上いる。そのため，介護のために約7割が離職・転職をしている（内閣府，2019）。

　介護負担という言葉を初めて定義したのは Zarit, Reever, Bach-Pterson（1980）である。Zarit ら（1980）は「親族を介護した結果，介護者が情緒的，身体的健康，社会生活および経済状態に関して被った被害の程度」を介護負担感と定義している。以後国内外を問わず，介護負担に関する研究が数多くなされている。介護負担感の増大は，介護者自身健康を悪化させる。町田・保坂（2006）は，25%の在宅介護者が抑うつを訴えており，介護者が65歳以上の場合は3割以上に希死念慮があったと報告している。また，介護負担は要介護者への虐待へとつながる恐れもある（桐野・柳・濱口・矢嶋・金・中嶋，2005）。介護者の心の健康教育は要介護者である高齢者の心の健康教育にもつながる。

2．介護負担の緩和

　介護負担を緩和するには，介護に関する情報提供が必要である。特に認知症患者の介護者は，認知障害のない要介護者を介護する人とは異なる負担を抱えている（一宮・井形・尾籠・井形，2001）。その要因として認知症患者にみられる BPSD があげられる（梶原・辰巳・山本，2012）。前節でも述べたように，認知症の症状は十分周知されてはいない。患者の BPSD に介護者の多くが困惑している。介護者の負担を軽減するには認知機能障害に関する情報のみなら

ず，BPSD の多彩な症状に関する情報と，認知症患者のほとんどに BPSD はみられるということを伝えることが必要である。

　また，介護者自身のストレス対処能力を高めるべく，ストレスマネジメントを行い，介護に対する否定的な認知の変容を促すことが必要である（平松・近藤・梅原・久世・樋口，2006）。介護は Zarit ら（1980）の示す否定的側面だけではなく，介護を通して要介護者と交流が深まり，お互いの関係を見直す機会にもなり得る。また介護を行う中で介護者自身の自尊感情が高まるなど，肯定的な側面もある（Lawton, Kleban, Moss, Rovine, & Glicksman, 1989）。

　加えて，介護者自身が孤立することのないよう，介護者同士による自助グループは，情緒的サポートを得ることができるので効果的である。

V　高齢者への心の健康教育に求められる視点

　高齢者の心の健康教育を考える時，時に高齢者へどのように接したらよいかわからないと戸惑う人がいる。これも核家族の弊害と言える。高齢者と身近に接する機会が少ないためであろう。これから医療現場や地域保健活動の現場で看護・保健活動を行おうとする若い人とは，世代が大きく離れているため価値観が異なることもあるかもしれないが，それは時として同世代との交流においても感じることであろう。

　高齢者と称される人は突然 65 歳以上として存在しているのではない。自分の両親兄弟姉妹も，そして自分自身も，毎年，歳を重ねるにつれ高齢者と称される年代へ近づいているのである。高齢者と称される人々は，65 年以上の長きにわたりさまざまな体験をしてきた人生の先輩である。加齢とともに心身に不調が表れ，身体機能が低下していくが，彼らの尊厳は失われてはない。心の健康教育を考える時，私たちは常に対象者への敬意を払って接することを忘れてはいけない。

（百々尚美）

文　献

American Psychiatric Association. (2013).　Diagnostic and statistical manual of mental disorders. BMC Medicine, 17, 133-137.（高橋三郎・大野　裕・染矢俊幸・神庭重信・尾崎紀夫・

　　三村　將・村井俊哉（訳）（2014）．DSM-5　精神疾患の診断・統計マニュアル．医学書院）．

朝田　隆・本間　昭・木村通宏・宇野正威（1999）．日本版 BEHAVE-AD の信頼性について．
　　老年精神医学雑誌，10，825-834．

Brody, J. A. (1982). An epidemiologist views senile dementia--facts and fragments.
　　American Journal of Epidemiology, 115, 155-162.

長寿科学振興財団（編）（2018）．Aging & Health：長寿科学振興財団機関誌，86, 36-39．

百々尚美・坂野雄二（2008）．認知症患者の不安反応を抑制するためのリラクセーションプ
　　ログラムの効果検討．ストレスマネジメント研究，4，3-12．

百々尚美・坂野雄二（2009）．アルツハイマー型認知症患者の不安反応を抑制するためのリ
　　ラクセーションの効果．行動医学研究，15，10-21．

Folstein, M. F, Folstein, S. E., & McHugh, P. R. (1975). "Mini-mental state". A practical
　　method for grading the cognitive state of patients for the clinician. Journal of Psychiatric
　　Research, 12, 189-198.

藤　信子（2011）．家庭・地域社会領域の実践　[4] 高齢者及び介護者へのコミュニティ支
　　援．日本コミュニティ心理学会（編）　コミュニティ心理学ハンドブック．東京大学出版会,
　　pp.587-597．

福原俊一・鈴鴨よしみ（2004）．SF-8 日本語版マニュアル．NPO 健康医療評価研究機構

GAS 研究会（編）（2000）．ストレスしのぎ辞典．健康設計，pp.30．

一宮　厚・井形るり子・尾籠晃司・井形朋英（2001）．在宅痴呆高齢者の介護者における介
　　護負担感と QOL；WHO-QOL の検討．老年精神医学雑誌，12，1159-1166．

権藤恭之・石岡良子（2014）．高齢者心理学の研究動向―認知加齢に注目して―．日本老年医
　　学会雑誌，51, 195-202．

Harridge, S. D., Kryger, A., & Stensgaard, A. (1999). Knee extensor strength, activation,
　　and size in very elderly people following strength training. Muscle & Nerve: Official
　　Journal of American Association of Electrodiagnostic Medicine, 22 (7) , 831-839.

平松　誠・近藤克則・梅原健一・久世淳子・樋口京子（2006）．家族介護者の介護負担感と
　　関連する因子の研究（第 2 報）．厚生の指標，53，8-13．

International Psychogeriatric Association (2003). The BPSD educational pack. United
　　Kingdom: Gardiner-Caldwell Communications. （国際老年精神医学会（編）日本老年精神
　　医学会（監訳）（2005）．BPSD 痴呆の行動と心理症状．アルタ出版）

梶原弘平・辰巳俊見・山本洋子（2012）．認知症高齢者を在宅介護する介護者の介護負担感
　　に影響する要因．老年精神医学，23，221-226．

桐野匡史・柳　漢守・濱口　晋・矢嶋裕樹・金　貞淑・中嶋和夫（2005）．在宅要介護高齢
　　者の主介護者における介護負担感と心理的虐待の関連性．厚生の指標，52，1-8．

厚生労働省（2010）．平成 22 年国民生活基礎調査の概況．http://www.mhlw.go.jp/toukei/
　　saikin/hw/k-tyosa/k-tyosa10/index.html.（2019 年 9 月 30 日）

厚生労働省（2019）．平成 30 年簡易生命表の概況．https://www.mhlw.go.jp/toukei/saikin/
　　hw/life/life18/index.html.（2019 年 9 月 30 日）

厚生労働省（2019）．平成 29 年度 国民医療費の概況, https://www.mhlw.go.jp/toukei/saikin/hw/k-iryohi/17/index.html.（2019 年 10 月 1 日）

Lawton, M.P., Kleban, M.H., Moss, M., Rovine,M., & Glicksman, A.（1989）. Measuring cregiving appraisal. Journal of Gerontology, 44, 61-71.

Lyketsos, C. G., Steinberg, M., Tschanz, J. T., Norton, M. C., Steffens, D. C., & Breitner, J.C.（2000）. Mental and behavioral disturbances in dementia: findings from the cache county study on memory in aging. American Journal of Psychiatry, 157, 708-714.

町田いずみ・保坂　隆（2006）．高齢化社会における在宅介護者の現状と問題点—8486 人の介護者自身の身体的健康感を中心に．訪問と介護，11，686-693.

増本康平・林　知世・藤田綾子（2007）．日常生活における高齢者の展望的記憶に関する研究. 老年精神医学雑誌, 18, 187-195.

Morriss, R. K., Rovner, B. W., Folstein, M. F., & German, P. S.（1990）. Delusions in newly admitted residents of nursing homes. American Journal of Psychiatry, 147, 299-302.

中川勝男（1982）．国家政策と地域住民の生活構造の変化．布施鉄治・鎌田とし子・岩城完之（編）日本社会の社会学的分析．アカデミア出版会，pp.42-56.

内閣府（編）（2015）．高齢者の日常生活に関する意識調査結果．https://www8.cao.go.jp/kourei/ishiki/h26/sougou/zentai/index.html.（2019 年 8 月 31 日）

内閣府（編）（2011）．高齢社会白書　平成 23 年版．日経印刷株式会社.

内閣府（編）（2018）．高齢社会白書　平成 30 年版．日経印刷株式会社.

内閣府（編）（2019）．高齢社会白書　令和元年版．日経印刷株式会社.

内閣府（編）（2020）．高齢社会白書　令和 2 年版．https://www8.cao.go.jp/kourei/whitepaper/w-2020/zenbun/02pdf_index.html.（2020 年 8 月 3 日）

日本神経学会（監修）（2010）．認知症疾患治療ガイドライン 2010．医学書院.

小辻寿規（2011）．高齢者社会的孤立問題の分析視座．Core Ethics, 7，109-119.

Pollock, M. L., Mengelkoch, L. J., Graves, J. E., Lowenthal, D. T., Limacher, M. C., Foster, C., & Wilmore, J. H.（1997）. Twenty-year follow-up of aerobic power and body composition of older track athletes. Journal of Applied Physiology, 82, 1508-1516.

Prochaska, J. O., & DiClemente, C. C.（1983）. Stages and processes of self-change of smoking: toward an integrative model of change. Journal of Consulting and Clinical Psychology, 51, 390. Rosenstock, I. M.（1966）. Why people use health services. Milbank Quarterly, 44, 94-127.

Reisberg, B., Borenstein, J., Franssen, E., Shulman, E., Steinberg, G., & Ferris, S. H.（1986）. Remediable behavioral symptomatology in Alzheimer's disease. Hospital and Community Psychiatry, 37, 1199-1201.

Reisberg, B., Borenstein, J., & Georgotas, A.（1987）. Behavioral symptoms in Alzheimer's disease; Phenomenology and treatment. Journal of Clinical Psychiatry, 48, 9-15.

Reisberg, B., Franssen, E., Sclan, S., Kluger, A, & Ferris, S. H.（1989）. Stage specific incidence of potentially remediable behavioral symptoms in aging and Alzheimer's disease:

a study of 120 patients using the BEHAVE-AD. Bulletin of Clinical Neurosciences, 54, 95-112.

第**16**章

災害時の心の健康教育

　災害は，私たちの身体や心に多大な衝撃と苦痛を与える。また，災害は個人のみならず，集団，社会，コミュニティに対しても大きな影響を与え，生活に著しい変化をもたらす事象である。災害が引き起こす問題は，災害の種類，程度，経過によっても異なり，それらの問題に対する援助方法もさまざまである。

　本章では，日本における災害の現状を振り返りながら，災害に伴う諸問題と支援の実際について，心の健康教育の視点から概観する。

I　日本における災害の現状

　災害対策基本法では，災害を「暴風，竜巻，豪雨，豪雪，洪水，崖崩れ，土石流，高潮，自身，津波，噴火，地滑りその他の異常な自然現象又は大規模な火事若しくは爆発その他その及ぼす被害の程度においてこれらに類する政令で定める原因により生じる被害をいう」と定義している（内閣府，2016）。2011年の東日本大震災以降も大地震が3度，死者を伴った風水害も直近3年間で起こっており，人的，物的に甚大な被害が生じている（表16-1）。

II　災害ストレス反応

　災害は，当人の生命の危険に加えて，親類・知人との死別体験，家財の喪失など，非常に大きなストレッサーであり，身体的・精神的にさまざまなストレス反応を引き起こす（図16-1）。災害後の飲酒量の増加は特に問題とされ，ア

表 16-1 2011 年以降の日本の主な災害

日時	災害名	状況
2011 年 3 月 11 日	東北地方太平洋沖地震 （東日本大震災）	M 9.0, 最大震度 7, 日本観測史上最大の地震。 大津波, 原子力発電所事故で甚大な被害 死者：19,689 名, 行方不明者 2,563 名（2019 年 3 月 1 日時点） （総務省消防庁, 2019）
2014 年 9 月 27 日	御嶽山噴火	戦後最悪の火山災害 死者 58 名, 行方不明者 5 名 （2015 年 11 月 6 日時点）（内閣府, 2017）
2016 年 4 月 14 日, 16 日	熊本地震	震度 7 を観測する地震が 3 日以内に連続して 2 回 死者：263 名（2019 年 4 月 12 日時点）（内閣府, 2019a）
2018 年 6 月 18 日	大阪府北部地震	最大震度 6 弱を記録
2018 年 6 月 28 日～ 7 月 8 日	平成 30 年 7 月豪雨	西日本を中心とする全国広範囲に及ぶ集中豪雨 死者：237 名 （2019 年 1 月 9 日時点）（内閣府, 2019b）
2018 年 9 月 6 日	北海道胆振東部地震	最大震度 7, 広範囲の土砂災害 北海道内ほぼ全域で電力が止まる「ブラックアウト」
2019 年 9 月 5 日（発生）， 10 日（上陸）	令和元年台風 15 号	関東地方上陸における観測史上最大クラスの勢力 千葉県を中心に甚大な被害（建物被害, ライフラインの寸断）
2019 年 10 月 6 日（発生）， 12 日（上陸）， 25 ～ 26 日（前線・低気圧）	令和元年台風 19 号 前線・低気圧による大雨	関東地方, 甲信地方, 東北地方などで記録的大雨 河川の決壊多数, 甚大な被害, 台風としては初となる特定非常災害
2020 年 7 月 3 日～ 14 日	令和 2 年 7 月豪雨	熊本県を中心に九州・中部地方など広範囲に及び集中豪雨河川の氾濫・決壊, 住宅・インフラ面での甚大な被害, 死者を含む人的被害

感情面
①抑うつ
②強い恐怖感
③不安
④孤独感，罪悪感
⑤イライラ，怒り

思考面
①集中できない
②うまく考えられない
③忘れっぽい
④判断できない

行動面
①閉じこもり
②飲酒や喫煙の増加
③不規則な生活
④攻撃

身体面
①頭痛・肩こり・倦怠感
②不眠
③胃腸の不快感
④血圧上昇
⑤食欲不振

図16-1　災害後に現れる主なストレス反応

ルコール問題対策はメンタルヘルスサポートの中でも重要であることが阪神・淡路大震災の経験からわかっている（麻生，2012）。飲酒量を含めた嗜好品の摂取量の増加や暴言・暴力的行為などの不適切行動や問題行動の背景には，災害に伴う環境変化や孤立感，喪失感などの感情が関係していることが多い。

災害直後，被災者が一時的に経験する心身の不調を急性ストレス反応（ASR: Acute Stress Response）と呼ぶ。ASRは，被災者の多くにみられる反応であり，正常反応といわれるが，ASRの症状が生活に著しい機能障害をきたし，一定期間持続した場合，急性ストレス障害（ASD: Acute Stress Disorder）や心的外傷後ストレス障害（PTSD: Post Traumatic Stress Disorder）と診断される。ASRの症状が3日〜1カ月持続する場合にASD，1カ月以上持続した場合にはPTSDとなる。PTSDの主な症状は，(1) 侵入症状（再体験），(2) 回避，(3) 認知と気分のマイナスの変化，(4) 覚醒度と反応性に極端な変化，である（American Psychiatric Association, 2013）。

Ⅲ　災害ストレス反応への支援と留意点

慢性化したPTSDに対しては，持続エクスポージャー療法（Prolonged

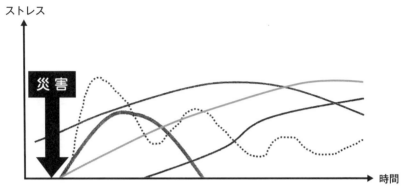

図 16-2　災害後の時間経過とストレス反応の個人差（重村，2012）

Exposure: PE）が日本を含め国際的にも効果の大きい心理療法とされている
（井野・金，2017）が，災害後の PTSD 発症率は意外にも低いことが報告され
ている（Kato, et al., 1996）。

　一方で，災害後のストレス反応の出現や回復には個人差がある。多くの場合，
災害直後に強いストレス反応が出現し，時間経過とともにストレス反応は小さ
くなる傾向にあるが，ストレス反応を維持する人，時間経過に伴って大きくな
る人，一定期間後に初めてストレス反応が出現する人がいる（図 16-2）。特に，
過去に同様の被災経験を有すること，災害後の生活不安定さが長期であること，
十分なサポートが受けられないこと，などの場合，ストレス反応が出現，悪化
しやすく，回復の妨げにもつながりやすい。

　したがって，災害ストレス反応への支援では，必ずしも時間経過がストレス
反応を低下するとは限らないため，長期化，重症化する場合においては，個々
人の背景にも目を向けるべきである。また，個々人が本来持っているレジリエ
ンス（自然に回復する力）を取り戻せるような支援が重要である。

Ⅳ　災害後の支援の具体的実践

　災害後は，時期により被災者へ提供する支援内容が異なる。災害発生直後の
72 時間までを超急性期と呼び，救命医療が優先される。主に，災害派遣医療チー

ム（DMAT：Disaster Medical Assistance Team）が活動する。そして，発災1週間後までを急性期，2週間後までを亜急性期といい，外科的救急医療，内科的救護，精神的問題への支援や治療へと支援の幅が広がっていく。被災者や支援者への精神保健活動を先遣隊として行う派遣医療チームを災害派遣精神医療チーム（DPAT：Disaster Psychiatric Assistance Team）と呼ぶ。DPAT は，従来手薄であった災害直後期の精神医療の迅速な立ち上げによって，被災者への精神医療の継続，DMAT に伴うリエゾン活動，被災した精神科病院の支援などの活動を強化している（金，2016）。亜急性期以降の慢性期（中期，復興期）では，災害規模で支援の範囲や期間が変わり，東日本大震災の場合，災害の規模が甚大で解決困難な事象が山積しており，震災から約 10 年が経過した今なお支援が継続されている状況にある。

1. 急性期，亜急性期の支援

　災害直後の心理的応急処置としてサイコロジカル・ファーストエイド（PFA：Psychological First Aid）がある（WHO, 2011; 兵庫県心のケアセンター，2009）。PFA とは，「深刻な危機的出来事に見舞われた人に対して行う，人道的，支持的，かつ実際的な支援」と定義され（WHO, 2011），災害時などに行う心理支援のマニュアルのようなものである。PFA での具体的な対応方法では，支援を必要としている人へ，ニーズに合わせて実施することを前提とし，話したい人がいればその話を聞き，気持ちを理解し，落ち着いて受け止めるという姿勢が重要とされている。無理に話をするよう求めることは推奨しておらず，特につらい出来事を支援者から詳しく引き出すことは避けるべきである。WHO（2011）や兵庫県心のケアセンター（2009）の PFA を参考とした急性期での被災者との関わり方，および好ましくない声かけの例と理由を図 16-3，図 16-4 に示す。

　また，急性期，亜急性期では，情報が錯綜することに注意し，支援者間，あるいは支援者と組織で情報共有を適切に行い，指揮系統を明確にした上で支援にあたることが理想である。

2. 中期，復興期の支援

　急性期，亜急性期を過ぎると，保健医療，教育，行政機関の活動が徐々に再

見守りつつ待つ
シンプルでわかりやすい言葉を使い，ゆっくり話す
うなづきや沈黙を活用して傾聴する
支持的な言葉をかける
安心感を与える，安全な環境を提供する
被災者のニーズに直接役立つ情報を提供する
初期サポート体制を構築する
（家族，医師，心理士，保健師など）

被害体験を掘り下げる
被害者として関わる（例：相手が傷ついている）
略語や専門用語は使う
憶測をする。不正確な情報を提供する
支援を押しつける

図16-3　急性期における被災者との関わり方

開するとともに，インフラ整備も進み，地域・生活再建に向かう。この時期に
必要な主な支援は，仮設住宅訪問支援，コミュニティ支援，支援者支援である。
また，生活習慣病（糖尿病，高血圧，脂質異常症）の発症・悪化，自殺リスク
上昇を念頭においた支援が求められる。

1）仮設住宅訪問支援

　仮設住宅訪問支援では，被災者の生活形態が「集団」から「個」へと変化す
るため被災者とコンタクトが取りづらくなり，適切な支援の継続が困難になる。
また，仮設住宅では，構造関連の問題（温度，音，立地条件など）が生じやす
い。そして，必ずしも希望に合致した住居へ入居できるとは限らず，災害以前
のコミュニティも維持されにくく，被災者は新しい生活環境の中で孤立しやす
くなる（本谷，2013）。

2）コミュニティ支援

　災害支援では，被害を被った地域全体に対する支援も重要であり，これをコ
ミュニティ支援という。たとえば，地域住民を対象とした健康教育プログラム
や自殺予防ゲートキーパー研修，母親を対象とした育児プログラムなどがある。
内容は多岐にわたるが，ストレス対処法，リラクセーション法，被災者との対
応方法，生活習慣の改善などを住民が学ぶとともに，地域の保健師と協力して，

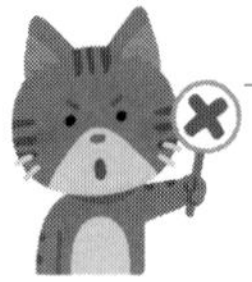

- 「気を強く持って，頑張りましょう」
  （理由）前向きになりたくてもなれない現状にある
- 「あなた一人が苦しいのではありませんよ」
  （理由）突き放された印象を与え，絶望感を感じるきっかけになりうる
- 「命が助かっただけでも良かったと思いましょう」
  （理由）罪悪感を感じており，本人はそう思っていない
- 「泣いてばかりいても仕方ないですよ」
  （理由）辛い気持を否定されたように感じる
- 「辛いことは，早く忘れましょう」
  （理由）忘れたくても忘れられない状況を無視されたように感じる
- 「あなたは強い方ですね」
  （理由）表見的に強く見せているように取り繕っているだけで不信感を得る
- 「大変なのはよくわかりますよ」
  （理由）大変さは本人にしかわからないため安易に「よくわかる」と発言しない

図16-4　被災者に対する好ましくない声掛けの例と理由

地域全体で健康に対する関心を高め，地域住民の健康状態の改善・維持を目指す。地域住民を対象としたプログラムやサロン活動に対しては，抵抗や拒絶感を抱く人も一定数いるため，地域活動に足を運ばない住民に対しても意識を向け，コミュニティ内での支援格差が起こらないように留意する。

3）支援者支援

　自衛隊員，消防隊員，医療スタッフ，教員，ボランティアなど，被災者への支援に携わる者に対する支援を支援者支援という。災害支援者は，「被災者を思うと休んでいられない」，「他のスタッフが頑張っているので，私も頑張らなければ」，といった強い責任感や活動制限への罪悪感を抱える傾向にあり，無理をしがちである。特に，災害時は非日常場面であり，感情が高揚し，疲労感を自覚しにくい状況にあり，バーンアウトに陥りやすい。また，災害支援者の中には，遺体関連業務に携わる人もおり，通常業務では体験し得ない非常に強いストレッサーにさらされ，大きな負担を抱える場合がある。実際，災害支援者のストレス反応は被災者よりも高く（Norris et al., 2002），東日本大震災に

表 16-2 支援者支援の主な内容

個人	1人で問題を抱えない
	同僚と体験を話し合い，気持ちを分かち合う
	気分転換，リラックスする時間を作る
	空腹・怒り・孤独・疲れを感じた時は，適切に対処する
	自分の心身状態の変化に気づくよう心掛ける
	遺体に関わる時間を最小限にする
	自分だけが休めない場合は，同僚とともに休憩をとる
	家族・友人などに積極的に連絡する
	生活リズムを保つ
組織 （管理職・リーダー）	活動計画や役割分担を明確に指示する
	どんなに忙しくても休憩をとらせる
	メンバーのストレスに配慮する（メンバーを気にかけた行動をする）
	業務のローテーションを工夫して曝露量を調整する
	部下の負担が大きいときは配置転換する
	影響を受けやすい群に配慮する：若年者，未経験者，女性
	自分自身のストレス管理を忘れない
	（リーダー自身がストレス対応の良い見本となる）

（重村他，2008：小井土他，2010 を参考に作成）

派遣された DMAT 隊員の 4 年後でも PTSD 症状とバーンアウトが認められるという報告（Kawashima et al., 2016）がある。

PFA でも，被災者と同様に支援者への支援が欠かせない要素として，取り上げられている（WHO, 2011; 兵庫県心のケアセンター，2009）。支援者支援における対処の具体例を表 16-2 に示す。行政職員を対象としたメンタルヘルス研修会や消防職員へのストレスマネジメント講習会などが実施されており（矢島，2019），職場の雰囲気作りやストレスマネジメントをテーマとした心理教育，被災者への声掛け，セルフケアとラインケアなどが扱われている。また，個人レベルと組織レベルでの対応があり（重村，2018），管理監督者に理解や協力を求めて支援を進めることも重要となる。

表16-3　災害後，子どもにみられる反応と対応・留意点

子どもにみられる反応（村上，2018）

①表情が少なく，ぼーっとしていることが多い

②食欲がなく，何もする気が起きなくなる

③感情的に高揚する

④災害に関連するものを避けようとする

⑤災害遊びや悪夢などで災害時の体験を思い出して不安になる

⑥不眠・夜泣き・頻尿・頭痛・腹痛・全身倦怠・落ち着かない・イライラする・小さな物音に驚くなどの過度の覚醒，などの心身反応

⑦甘えがひどくなったり，遺尿などの退行（赤ちゃん返り）をするようになる

⑧登園しぶり，後追いなどの分離不安を示す

災害時の子どもへの対応・留意点（日本児童青年精神医学会資料，2016）

- 子どもを一人にせず，家族が一緒にいる時間を増やす
- 食事や睡眠などの生活リズムを崩さないようにする
- 子どもの会話や作話を否定しない
- 子どもから話を聞きださない
- 行動に変化があっても叱らずに受け止める
- 気をつかう頑張り屋さんの子どもは，負担が大きくなりすぎないように気をつける
- スキンシップを増やす
- 子どもの話をよく聞き，安心できる言葉をかける

V　災害弱者への支援

　被災者の中でも心身両面への影響を受けやすく，リスクが高い人は災害弱者とよばれ，子ども，女性（特に母親や妊婦），高齢者，障害者など，何らかの配慮や特別な支援を必要とする人が該当する。

　子どもは災害に伴う衝撃を言語化することが難しく，個人でできうる対応や受けられるサポート資源は限られている。災害後にみられる子どもの反応と対応の原則を表16-3に示す。子どものもつ強い不安感を和らげ，安心感や安全感を与える関わり方が重要である。また，災害後の非日常下で制限された活動範囲を徐々に拡大し，災害前の日常生活を取り戻すように支援していく。養育者の中でも母親は中心的な役割を担うことが少なくないが，往々にして母親自身も被災者であり，余裕がなく，心身両面で不安定な状態にある。母親の不安定さは子どもにも影響を及ぼすため，子どもの支援では親の支援も不可欠である。同様に，妊婦にとっても必要とされる十分な支援が受けられにくい環境に

あることは支援の際に念頭においておく。

　高齢者は身体疾患を含め，さまざまな症状を抱えている人が多い。また，新しい環境への適応が困難で，生活環境の変化に伴い，心身に不調をきたすことも少なくない。東日本大震災後の高齢者を対象とした調査（岩垣他，2017）でも，男女とも40％以上が「高いストレス状態」にあると回答している。また，高齢者は災害後の身体活動量の減少に伴い，全身の心身機能が低下するリスクが高まる。東日本大震災で甚大な被害を被った被災地（宮城県南三陸町）の高齢者を対象とした調査（大川，2012）では，非要介護認定高齢者であっても，23.9％に歩行困難が出現し，未回復の状態であると報告されている。そのため，高齢者支援では心身の健康状態はもちろんのこと，高齢者の身体活動維持を目指した活動を取り入れることも大事である。

Ⅵ　放射線災害の問題と支援

　東日本大震災で生じた原子力事故のような放射線災害が伴う場合，帰還困難や放射線に対する恐怖，および風評被害といった新たな問題も起こる。放射線災害では，放射線量の高い地域は強制的に避難させられるだけでなく，長期，あるいは半永久的に帰還が制限される。居住や生活環境を離れざるを得ないことは心身に多大な影響を与え，不調をきたすことも想像に難くない。また，客観的な放射線量に関わらず放射線に対するリスク認知は個人によって異なっている。2017年度の調査（福島県，2018）では，放射線の健康影響について可能性があるとした住民は33.9％であった。災害直後と比較すると減少しているが，直近の4年間ではほぼ横ばいで推移している。つまり，放射線による健康被害に不安を抱く人が今もなお一定数いることがわかる。そして，放射線に対する不安も相まって，"うつる"といった流言や避難者を差別・非難する言動も見られており，被災者の中には二次的被害を抱える人もいる。

　放射線災害に関する支援では，単純に放射線量の高低だけではなく，放射線量に対する認識や不安，あるいは避難をめぐる経緯などに関しても把握したうえで，被災者の困りごとに沿った支援が必要である。

Ⅶ　防災と減災

　災害を完全になくすことはできないが，災害に備えることで，災害が生じた際の日常生活や健康面への影響を小さくすることは可能である。防災対策としては，米国カリフォルニア州で生まれた一切防災訓練である「シェイクアウト」が有名である（日本法政学会，2012）。シェイクアウトは，2008年に始まった新しい形の地震防災訓練であり，個々人の防災リテラシーの向上を目的として，災害があっても「ケガ」をしない，身近な人を助ける，地域の防災力向上に貢献できる人を育てるということを目指している。基本行動は，指定された日時に，地震から身を守る安全行動1－2－3（Drop-Cover-Hold on）を各人がいる場所で1分程度一斉に行うことである。大規模地震が続いている日本においても注目されている取り組みの一つである。

　また，身近な対策としては，ハザードマップの活用がある。ハザードマップとは，自然災害による被害を予測し，その被害範囲を可視化したものである。多くの自治体で作成され，予測される災害の発生箇所，被害の拡大範囲，被害の程度，避難経路，避難場所などの情報が地図上に示されている。災害時，「たぶんここは大丈夫だろう」「自分に被害はないだろう」など，たとえ危険な状況であっても，ちょっとした変化であれば「日常のこと」と処理してしまう傾向のことを正常性バイアスと呼ぶ。つまり，人間は，緊急事態であっても，正常内のことであると処理する傾向にあり，必要とされる行動の妨げとなる可能性がある。

　このように災害に対する健康教育では，災害後のみならず災害前の対策や心理学的要因についても理解を深めることが重要である。

Ⅷ　まとめ

　"地震大国"といわれる日本であるが，近年では，さまざまな災害が頻発し，災害は私たちの日常生活から切り離されたものとは考えられなくなってきている。災害の多くは予期せずに生じるか，我々の想定を大きく超えて生じるため，事前に災害が引き起こす諸問題と心身の健康へ及ぼす影響，およびその支援に対する知識やスキルを習得しておくことが極めて重要である。

（本谷　亮）

文　献

American Psychiatric Association（2013）．Diagnostic and statistical Manual of Mental Disorders fifth edition DSM-5. American Psychiatric Association, Washington, D.C.（高橋三郎，大野　裕監訳：DSM-5 精神疾患の診断統計マニュアル．医学書院．2014）

麻生克郎（2012）震災復興と心のケア，アルコール問題　阪神・淡路大震災後のアルコール関連問題．日本アルコール関連問題学会雑誌，14，87-88.

福島県（2018）．平成 29 年度こころの健康度・生活習慣に関する調査」結果報告．https://www.pref.fukushima.lg.jp/uploaded/attachment/350326.pdf（2019 年 11 月 8 日確認）

兵庫県こころのケアセンター（2009）．サイコロジカル・ファーストエイド　実施の手引き　第 2 版（アメリカ国立子どもトラウマティックストレスネットワークとアメリカ国立 PTSD センターが作成）．http://www.j-hits.org/psychological/pdf/pfa_complete.pdf#zoom=100（2019 年 11 月 8 日確認）

井野敬子・金　吉晴（2017）．PTSD に対する持続エクスポージャー療法．精神医学，59，441-447.

岩垣穂大・辻内琢也・増田和高，他（2017a）．福島原子力発電所により県外避難する高齢者の個人レベルのソーシャル・キャピタルとメンタルヘルスとの関連．心身医学，57，173-184.

Kato, H., Asukai, N., Miyake, Y., et al.（1996）．Post-traumatic symptoms among younger and elderly evacuees in the early stages following the 1995 Hanshin-Awaji earthquake in Japan. Acta Psychiatrica Scandinavica, 93, 477-481.

Kawashima, Y., Nishi, D., Noguchi, H., et al.（2016）．Post-traumatic stress symptoms and burnout among medical rescue workers 4 years after great east Japan earthquake: A longitudinal study. Disaster Medicine and Public Health Preparedness, 10, 848-853.

金　吉晴（2016）災害派遣精神医療チーム（DPAT）について．酒井明夫・丹羽真一・松岡洋夫（監修）災害時のメンタルヘルス．pp56-59. 医学書院．

小井土雄一・中田敬司・村上典子（2010）．救援者ストレス症候群．IRYO，64，784-789.

村上佳津美（2018）．これからの小児の災害医療に向けて．災害時の心のケア．小児内科，50，394-397.

本谷　亮（2013）．東日本大震災被災者・避難者の健康増進．行動医学研究，19，68-74.

内閣府（2016）．災害対策基本法．http://www.bousai.go.jp/taisaku/kihonhou/index.html（2019 年 11 月 6 日確認）

内閣府（2017）．「噴火時等の具体的で実践的な避難計画策定の手引き」の改訂について．http://www.bousai.go.jp/kazan/kazan/renkeikaigi/pdf/20171116siryo3.pdf#search=％ 27%E5%99%85%E9%98%A3%E5%BA%9C+%E9%98%B2%E7%81%BD%E8%83%85%E3%BD%93+%E3%BE%A1%E5%B6%BD%E5%B1%B1%E5%99%B4%E7%81%AB+%E6%AD%BB%E8%80%8558-％ E5%90%8D%27（2019 年 11 月 6 日確認）

内閣府（2019a）．平成 28 年（2016 年）熊本県熊本地方を震源とする地震に係る被害状況等について．http://www.bousai.go.jp/updates/h280414jishin/pdf/h280414jishin_55.pdf（平

成 31 年 4 月 12 日 18:00 現在）（2019 年 11 月 6 日確認）

内閣府（2019b）．平成 30 年 7 月豪雨による被害状況等について．http://www.bousai.go.jp/updates/h30typhoon7/pdf/310109_1700_h30typhoon7_01.pdf（2019 年 11 月 6 日確認）

日本法政学会（2012）．The Greatest Japan Shake Out. https://www.shakeout.jp/common/pdf/pamphlet.pdf（2019 年 11 月 8 日確認）

日本児童精神医学会資料（2016）．災害下における子どものこころのケアの手引きとリーフレット．http://child-adolesc.jp/notice/2016-04-18/（2019 年 11 月 8 日確認）

Norris, F.H., Friedman, M.J., Watson, P.J.（2002）. 60,000 disaster victims speak: Part II. Summary and implications of the disaster mental health research. Psychiatry, 65, 240-260.

大川弥生（2012）．生活不活発病―災害時医療の新たな課題である「防げたはずの生活機能低下」―．内科，110，1020-1025.

重村　淳（2012）．災害救援者・支援者のメンタルヘルス　東日本大震災後の課題．健康管理，8，2-13.

重村　淳（2018）．災害支援者のメンタルヘルス．ストレス＆ヘルスケア，229，2-3.

重村　淳・武井英理子・徳野慎一（2008）．遺体関連業務における災害救援者の心理的反応と対処方法の原則．防衛衛生，55，163-168.

総務省消防庁（2019）．平成 23 年（2011 年）東北地方太平洋沖地震（第 159 報）．https://www.fdma.go.jp/disaster/higashinihon/items/159.pdf（2019 年 11 月 6 日確認）

WHO（2011）心理的応急処置（サイコロジカル・ファーストエイド：PFA）フィード・ガイド．https://saigai-kokoro.ncnp.go.jp/pdf/who_pfa_guide.pdf（2019 年 11 月 8 日確認）

矢島潤平（2019）．災害発生後の支援者支援における心理職の役割．ストレス科学，33，322-330.

索　引

■編著者紹介

坂野雄二（さかの　ゆうじ）……………………………………… 第2章・第12章
医療法人社団五稜会病院心理室顧問／札幌CBT&EAPセンター長，北海道医療大学名誉教授。
専門は，臨床心理学，特に，認知行動療法，不安や抑うつの基礎メカニズムの解明と治療法の効果研究，ストレス関連疾患の治療法の開発と効果研究，健康の維持増進に関連する指導法の開発と効果研究等。
著訳書　『認知行動療法の基礎』（金剛出版，2011），『片付けられない自分が気になるあなたへ』（監修，金剛出版，2017），『不安に悩まないためのワークブック：認知行動療法による解決法』（監訳，金剛出版，2013），『認知行動療法ケース・フォーミュレーション』（監訳，金剛出版，2021），『60のケースから学ぶ認知行動療法』（監修，北大路書房，2012）など。

百々尚美（どど　なおみ）……………………………………… 第3章・第15章
北海道医療大学心理科学部教授。
専門は，健康心理学，臨床生理心理学，特に，不安に関わる自律神経系の働きの解明と臨床応用の効果研究，学校教育場面でのストレスマネジメント教育のプログラム開発と効果研究，健康教育に関するプログラム開発と効果研究等。
著訳書　『阪神・淡路大震災と子どもの心身—災害・トラウマ・ストレス』（分担執筆，名古屋大学出版会，1999），『医療行動科学のためのカレント・トピックス（シリーズ医療の行動科学）』（分担執筆，北大路書房，2002），『包括的ストレスマネジメント』（分担翻訳，医学書院，2006），『大人のADHDの認知行動療法〈本人のためのワークブック〉』（分担翻訳，日本評論社，2011），『大人のADHDの認知行動療法〈セラピストガイド〉』（分担翻訳，日本評論社，2011），『60のケースから学ぶ認知行動療法』（分担執筆，北大路書房，2012），『人間科学の百科事典』（分担執筆，丸善出版，2015）など。

本谷　亮（もとや　りょう）……………………………………… 第1章・第16章
北海道医療大学心理科学部准教授。
専門は，臨床心理学，心身医学。特に，認知行動療法，慢性疼痛に対する心理学的メカニズムの解明や効果的な治療的アプローチの開発，効果的なリハビリテーションプログラムの開発と普及等。
著訳書　『認知行動療法ケース・フォーミュレーション』（監訳，金剛出版，2021），『慢性疼痛診療ガイドライン』（分担執筆，真興交易（株）医書出版部，2021），『運動器の痛みをとる・やわらげる』（分担執筆，メディカルレビュー社，2012），『60のケースから学ぶ認知行動療法』（分担執筆，北大路書房，2012），『慢性痛：統合的心理行動療法』（分担翻訳，IASP Press，2015），など。

■執筆者一覧

岡島　義（東京家政大学人文学部）………………………………………… 第4章

小田原幸（国立がんセンター　社会と健康研究センター）…………… 第5章

三浦正江（東京家政大学人文学部）………………………………………… 第6章

冨家直明（北海道医療大学心理科学部）………………………………… 第7章

西山　薫（北星学園大学社会福祉学部）………………………………… 第8章

杉若弘子（同志社大学心理学部）………………………………………… 第9章

石川信一（同志社大学心理学部）……………………………………… 第10章

中村　亨（医療法人社団 五稜会病院 札幌CBT&EAPセンター）………… 第11章

田山　淳（早稲田大学人間科学学術院）……………………………… 第13章

横光健吾（川崎医療福祉大学医療福祉学部）……………………… 第14章

心の健康教育ハンドブック
こころもからだも健康な生活を送るために

2021年9月 1日　印刷
2021年9月10日　発行

編著者　坂野雄二, 百々尚美, 本谷　亮

発行者　立石正信

発行所　株式会社金剛出版
　　　　〒112-0005　東京都文京区水道1-5-16
　　　　電話 03-3815-6661　振替 00120-6-34848

装釘　臼井新太郎　　装画　CHIAMI SEKINE

印刷・製本　平河工業社

ISBN978-4-7724-1850-8　C3011　　　　　©2021 Printed in Japan

JCOPY 〈(社) 出版者著作権管理機構 委託出版物〉
本書の無断複製は著作権法上での例外を除き禁じられています。複製される場合は，そのつど事前に，出版者著作権管理機構（電話03-5244-5088, FAX 03-5244-5089, e-mail: info@jcopy.or.jp）の許諾を得てください。

認知行動療法
ケース・フォーミュレーション

[著]=ジャクリーン・B・パーソンズ　[監訳]=坂野雄二　本谷 亮

●A5判　●並製　●394頁　●定価 **4,620**円
● ISBN978-4-7724-1825-6 C3011

認知行動療法（CBT）の神髄［ケース・フォーミュレーション］とは？
本書は初心者からベテランまで，
臨床家のトレーニングに最も適したテキストである。

不安に悩まないためのワークブック
認知行動療法による解決法

[著]=デビッド・A・クラーク　アーロン・T・ベック　[監訳]=坂野雄二
[訳]=石川信一　岡島 義　金井嘉宏　笹川智子

●B5判　●並製　●288頁　●定価 **3,960**円
● ISBN978-4-7724-1338-1 C3011

「不安」をどのように自分で管理し，コントロールしていくか。
本書では，決してなくなるものではない「不安」に
上手く対処していく方法を伝授する。

認知行動療法の基礎

[著]=坂野雄二

●A5判　●上製　●184頁　●定価 **3,080**円
● ISBN978-4-7724-1218-6 C3011

第一線で認知行動療法を実践している著者の論文集。
認知行動療法の発想から治療者の感情や
人材育成の問題までを網羅した一冊。

価格は10%税込です。

コーピングのやさしい教科書

[著]=伊藤絵美

●四六判 ●並製 ●220頁 ●定価 **2,420**円
● ISBN978-4-7724-1827-0 C0011

自分に合ったストレス対処法がきっと見つかる！
5つのレッスンでやさしく学べる
自分を助ける（セルフケア）コーピングの技術。

セルフ・コンパッション 新訳版
有効性が実証された自分に優しくする力

[著]=クリスティン・ネフ
[監訳]=石村郁夫 樫村正美 岸本早苗 [訳]=浅田仁子

●A5判 ●並製 ●334頁 ●定価 **3,740**円
● ISBN978-4-7724-1820-1 C3011

セルフ・コンパッションの実証研究の先駆者であるK・ネフが，
自身の体験や学術的知見などを踏まえて解説した一冊。
新訳版で登場！

新訂増補版
SST ウォーミングアップ活動集
社会的スキル学習を進めるために

[著]=前田ケイ

●A5判 ●並製 ●168頁 ●定価 **2,640**円
● ISBN978-4-7724-1818-8 C3011

「SSTの力」を活かすため，安心できる場を作ろう！
好評を博した初版に，教育・福祉・矯正教育現場での
応用可能性のヒントを付け加えた新装版登場。

価格は10%税込です。

子どもの心の問題支援ガイド
教育現場に活かす認知行動療法

［著］＝ローズマリー・B・メヌッティ レイ・W・クリストナー アーサー・フリーマン
［監訳］＝石川信一 佐藤正二 武藤 崇

●B5判 ●並製 ●274頁 ●定価 **3,740**円
● ISBN978-4-7724-1630-6 C3011

子どもが学校で示す心の問題，
不安，抑うつ，摂食障害，ADHD，攻撃，いじめについて，
認知行動療法の活用法を具体的に示す。

ストレス・マネジメント入門 第2版
自己診断と対処法を学ぶ

［著］＝中野敬子

●B5判 ●並製 ●210頁 ●定価 **3,080**円
● ISBN978-4-7724-1472-2 C3011

ストレスを自分でチェックし，軽減するようにコントロールする
ストレス・マネジメント実践のための最良の手引き。
多くの記述式心理テスト〈ストレス自己診断〉を収録。

自殺学入門
幸せな生と死とは何か

［著］＝末木 新

●A5判 ●並製 ●194頁 ●定価 **3,080**円
● ISBN978-4-7724-1762-4 C3011

ヒューマニティの視点から語られることが多かった
自殺や自殺予防について，
科学的な知見や様々な考え方を紹介しながら考察する。

価格は10％税込です。